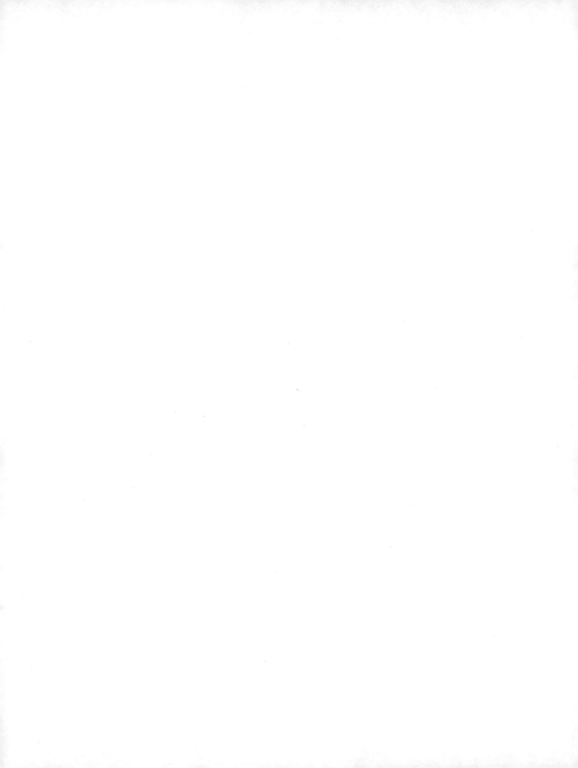

Mouvements
d'éveil corporel

Catalogage avant publication de la Bibliothèque nationale du Canada

Labonté, Marie Lise

    Mouvements d'éveil corporel: naître à son corps

    Publié antérieurement sous le titre *Mouvements d'antigymnastique*: *Naître à son corps, naître à soi-même*, Éditions de l'Homme, © 2001.

    1. Thérapeutique par l'exercice. 2. Esprit et corps. I. Titre. II. Titre: L'antigymnastique.

RM727.A57L32   2004   615.8'2   C2004-940949-2

DISTRIBUTEURS EXCLUSIFS:

• Pour le Canada
et les États-Unis:
MESSAGERIES ADP*
955, rue Amherst
Montréal, Québec
H2L 3K4
Tél.: (514) 523-1182
Télécopieur: (514) 939-0406
* Filiale de Sogides ltée

• Pour la France et les autres pays:
INTERFORUM
Immeuble Paryseine, 3, Allée de la Seine
94854 Ivry Cedex
Tél.: 01 49 59 11 89/91
Télécopieur: 01 49 59 11 96
Commandes: Tél.: 02 38 32 71 00
             Télécopieur: 02 38 32 71 28

• Pour la Suisse:
INTERFORUM SUISSE
Case postale 69 - 1701 Fribourg - Suisse
Tél.: (41-26) 460-80-60
Télécopieur: (41-26) 460-80-68
Internet: www.havas.ch
Email: office@havas.ch
DISTRIBUTION: OLF SA
Z.I. 3, Corminbœuf
Case postale 1061
CH-1701 FRIBOURG
Commandes: Tél.: (41-26) 467-53-33
             Télécopieur: (41-26) 467-54-66
             Email: commande@ofl.ch

• Pour la Belgique et le Luxembourg:
INTERFORUM BENELUX
Boulevard de l'Europe 117
B-1301 Wavre
Tél.: (010) 42-03-20
Télécopieur: (010) 41-20-24
http://www.vups.be
Email: info@vups.be

Pour en savoir davantage sur nos publications,
visitez notre site: **www.edhomme.com**
Autres sites à visiter: www.edjour.com • www.edtypo.com
www.edvlb.com • www.edhexagone.com • www.edutilis.com

Gouvernement du Québec – Programme de crédit d'impôt pour l'édition de livres – Gestion SODEC – www.sodec.gouv.qc.ca

L'Éditeur bénéficie du soutien de la Société de développement des entreprises culturelles du Québec pour son programme d'édition.

Conseil des Arts   **Canada Council**
du Canada   **for the Arts**

Nous remercions le Conseil des Arts du Canada de l'aide accordée à notre programme de publication.

Nous reconnaissons l'aide financière du gouvernement du Canada par l'entremise du Programme d'aide au développement de l'industrie de l'édition (PADIÉ) pour nos activités d'édition.

Marie Lise Labonté

Mouvements d'éveil corporel

Naître à son corps
Méthode de libération des cuirasses MLC©

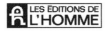

À tous ceux et celles qui ont eu le courage et la persévérance de vivre la guérison du corps en allant à la rencontre de leur être.

Remerciements

Je remercie Thérèse Bertherat qui m'a initiée à l'antigymnastique pendant plus d'une année.

Je remercie Françoise Mézières et Ida Rolf pour leur enseignement. Créatrices de deux écoles, elles ont élaboré une nouvelle vision anatomique du corps humain qui a servi de base aux mouvements de la méthode de libération des cuirasses MLC©.

Je remercie Laurent Detilleux pour son soutien amical et son étroite collaboration à l'écriture de cet ouvrage.

Je remercie Michèle Roy et Nicole Durand pour leur expertise dans les disciplines sportives.

Avertissement

Les lecteurs tentés par l'expérience de la MLC© seraient bien avisés, avant de s'inscrire à une séance individuelle ou de groupe ou à un séminaire, de se renseigner sur la formation du praticien ou de l'animateur.

Il existe différentes approches et écoles de formation psycho-corporelle au Québec et en Europe. Mon approche, la méthode de libération des cuirasses (MLC©), diffère des autres dans sa façon d'aborder l'individu. Selon moi, les structures physique, psychologique, énergétique et spirituelle forment un tout indissociable. Par le travail corporel, je ne tente pas d'imposer un changement à la structure physique sans, en même temps, tenir compte du psychisme. Je ne pense pas qu'il soit sain d'imposer au corps une façon de respirer ou de se placer. Je laisse à celui-ci le soin de changer spontanément sa respiration et sa position dans le mouvement, à la recherche de sa propre identité et de sa guérison. J'essaie tout simplement d'aborder l'individu sans le juger, avec amour et respect, pour ce qu'il est.

Avant-propos

En 1976, Thérèse Bertherat publie *Le corps a ses raisons*. Un an plus tard, des thérapeutes de différentes disciplines se joignent à elle. J'ai eu le privilège de faire partie de l'équipe de recherche en tant qu'ortho-phoniste-audiologiste. À l'époque, je souffrais d'une maladie incurable et j'avais tout quitté pour me rendre à Paris et retrouver mon corps, ce corps qui avait ses raisons d'avoir mal.

Chaque semaine, je participais à trois cours de Thérèse Bertherat et à une rencontre avec l'équipe de recherche. Pendant les deux heures que durait cette rencontre, nous tentions de découvrir de nouveaux mouvements, en suivant de près l'enseignement de Thérèse Bertherat. Une fois par mois, celle-ci invitait des maîtres thérapeutes corporels et, ensemble, nous expérimentions leur méthode. J'ai été témoin d'ensei-gnements inusités et j'ai bénéficié des bienfaits de la méthode de Mme Bertherat.

Je lui serai toujours reconnaissante de m'avoir accueillie et d'avoir suivi pas à pas l'évolution de mon autoguérison au cours de toutes ces années de renaissance. Un jour, nos chemins se sont séparés et j'ai fait mes propres découvertes. Mon approche privilégie avant tout l'éveil cor-porel par rapport à la mécanique du corps. Les mouvements cités dans ce livre sont inspirés de mon expérience auprès de Thérèse Bertherat, de la méthode Mézières et de la méthode d'Ida Rolf. Ils sont aussi les fruits de ma propre recherche.

Les mouvements d'éveil corporel nous guident vers une naissance à notre propre corps, que nous pouvons imaginer comme une maison ou un temple où il fait bon se reposer. Ces mouvements exercent une influence à plusieurs niveaux. Ils ont une fonction hygiénique, en ce sens qu'ils permettent de purifier la maison de notre corps et de notre esprit. Guidés par un praticien en MLC©, ils nous permettent aussi d'établir un dialogue avec notre inconscient. Ils peuvent également nous amener à ouvrir l'accès à notre monde intérieur ainsi qu'aux mémoires, aux souvenirs et aux croyances inconscientes logés dans nos muscles, notre tissu conjonctif ou tout simplement dans nos articulations.

Un DVD accompagne ce livre. Cet outil supplémentaire vous guidera dans l'exploration de votre corps. Les mouvements qui y sont présentés, similaires à ceux du livre, peuvent être pratiqués trois fois par jour, le matin, le midi et le soir ou à d'autres moments de la journée, pendant une durée de dix à trente minutes. Je vous souhaite de doux moments grâce à ce livre et à ce DVD.

Introduction
De l'antigymnastique à la MLC©

$\mathcal{L}$e terme antigymnastique suscite crainte et interrogation : « Pourquoi antigymnastique ? » Chaque fois, je réponds tout simplement : « Parce que, dans cette approche, la vision du corps est à l'opposé de celle de la gymnastique traditionnelle. » Et l'interlocuteur de demander : « Mais qui a inventé un tel mot ? »

Dans les coulisses des approches corporelles circulent différentes versions qui varient selon les écoles ou les sympathies. On dit que le mot « a été volé par... », qu'il « a été créé par... » Chose certaine, le mot antigymnastique a été popularisé par Thérèse Bertherat (instigatrice de l'Antigymnastique T.B.) grâce à son livre *Le corps a ses raisons*. C'est peut-être pour mettre fin à cette guerre de clochers que cette dernière a senti le besoin d'ajouter à la fin du mot antigymnastique ses initiales, distinguant ainsi aux yeux du public son approche des autres approches qui se définissent également comme étant de l'antigymnastique.

Selon moi, l'antigymnastique est une façon différente d'aborder le corps et, par le fait même, l'esprit. Et j'en ai traité abondamment dans mon ouvrage, *Au cœur de notre corps*. Mais l'antigymnastique est avant tout un outil que l'on peut utiliser à des fins diverses. Elle peut se transformer en approche mécanique du corps, si le thérapeute a une vision mécanique du corps, ou bien en approche visant un éveil corporel, s'il a une vision globale de la relation corps-esprit. Pour ma part, j'ai transformé l'antigymnastique et son approche mécanique en une méthode de libération des cuirasses. Les mouvements, même s'ils peuvent ressembler à ceux pratiqués par les thérapeutes formés en « antigymnastique », sont transmis d'une tout autre façon par le praticien initié à la MLC©. Les mouvements d'éveil corporel peuvent facilement prendre la couleur de celui qui les enseigne et de celui qui les pratique. J'ai connu des élèves qui les ont utilisés de façon tyrannique, parce que leur relation avec leur corps était tyrannique. Entre leurs mains, cet outil est devenu contraignant. À l'opposé, j'ai rencontré des élèves qui entretenaient une relation très passive avec leur corps : ils se trouvaient en état d'attente et de soumission. Ils attendaient que la balle de tennis placée sous leurs fesses les sauve et les prenne en charge.

Cela démontre une vérité toute simple : cette méthode n'est pas une fin, mais un chemin vers la conscience. Les mouvements d'éveil corporel que j'ai pratiqués pendant des années ont été pour moi un outil d'autoguérison irremplaçable. Ils m'ont permis d'entrer dans les couches profondes de mon corps, de me libérer de mes cuirasses, de mes fausses identités pour enfin retrouver ma réelle identité, le cœur de mon corps. Je n'écris pas cet ouvrage comme un simple manuel d'instructions. J'ai d'ailleurs longtemps hésité à le faire, car j'avais peur de trahir l'essence même de mon approche et de manquer d'égards envers l'individu dans toute sa globalité. Mais je me suis rappelé que cette méthode est aussi transparente que ce livre. Je suis convaincue que vous l'utiliserez avec l'intelligence de votre corps et que vous ne le laisserez pas sur l'étagère de votre bibliothèque en attendant des résultats.

Pour ma part, depuis 1978, année où j'ai introduit cette approche corporelle au Québec, il ne se passe pas une journée sans que j'en pratique un mouvement, que ce soit en avion, dans un ascenseur, dans une salle d'attente, dans le train, dans ma chambre d'hôtel ou à la maison, au bord de la piscine, à plage, avant la pratique d'un sport, après ma pratique de yoga, avant de donner une conférence ou pendant un séminaire. Je me libère de mes tensions, j'ouvre ma respiration qui peut être légèrement contractée en raison d'un état de fatigue ou de stress, je m'étire tel un chat, j'entre en relation intime avec mon corps. Les mouvements sont devenus des outils qui éveillent l'amour et la joie.

La MLC©, anciennement nommée Approche Globale du Corps©, regroupe des centaines et des centaines de mouvements. Ce livre n'est qu'une introduction qui comprend des mouvements simples et d'autres un peu plus complexes. Il vous donnera un avant-goût de ce qui se passe dans une classe.

Habituellement, les mouvements sont pratiqués en séance individuelle ou en groupe, une ou deux fois par semaine, selon les désirs de chacun et selon ce que le corps peut assimiler. La séance est dirigée par un praticien. Celui-ci connaît les mouvements pour les avoir vécus et revécus plusieurs fois ; il a une formation en anatomie et a étudié la physiologie du mouvement. Il connaît aussi l'influence des mouvements sur la structure psychique et énergétique de l'être. Mais, avant tout, il doit avoir vécu lui-même et de façon intime tout le processus de libération des cuirasses ou armures, de son apparente simplicité jusqu'à la complexité de ses effets.

L'atmosphère (en groupe ou en séance individuelle) est très importante : sa qualité facilite la rencontre intime avec vous-même. La voix, le rythme, les mots de votre guide et, encore plus, sa façon de vous accueillir dans le mouvement et son expression psychique sont très importants. Ce livre ne peut donc pas remplacer un enseignement en groupe ou individuel ; il ne peut que vous servir d'inspiration, d'invitation à une découverte de vous-même et de guide pour intégrer ces mouvements dans votre vie quotidienne.

Il me reste à répondre à la question que l'on me pose si souvent : « Est-ce que cette méthode guérit ? » La MLC© n'est pas une recette miracle, tel ou tel mouvement ne peut guérir un genou arthritique, la sclérose en plaques ou un organe atteint par le cancer. Vous êtes un tout, les cellules de votre genou, de votre foie ou les cellules qui composent l'enveloppe de vos nerfs fonctionnent en synchronisme avec toutes les autres cellules de votre corps. Elles sont l'expression d'une énergie, d'une émotion, d'une pensée, de tout ce que vous êtes.

Mais alors, qu'est-ce qui guérit ? Il m'est impossible de répondre à cette question en quelques lignes. Mais pour avoir réalisé ma guérison, je peux vous dire que la guérison vient de l'harmonie totale entre votre corps, votre psyché et votre âme. En observant les gens qui ont vécu avec moi des étapes importantes de leur évolution, j'ai remarqué qu'il est difficile de se guérir si la personnalité est enfermée dans des mécanismes de survie qui emprisonnent le corps. Lorsqu'on permet au corps de libérer son énergie vitale emmurée, lorsqu'on lui permet de se libérer de ses cuirasses, l'énergie qui repose dans son centre commence à se libérer et donne à l'être et à sa psyché la puissance intérieure de transformer la survie en vie. Vous êtes votre propre outil de guérison. Vous êtes constamment le résultat de cette rencontre intime, de cette prise en charge de tous les aspects de vous-même.

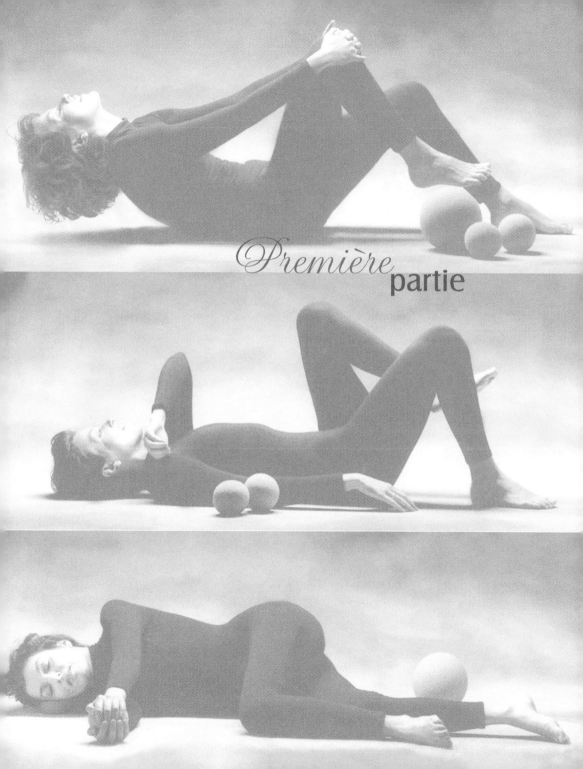

Première partie

1 L'approche MLC©, qu'est-ce que c'est?

La MLC© permet avant tout de NAÎTRE À SON CORPS. Les mouvements de libération des cuirasses sont très différents des exercices de gymnastique traditionnelle. Imaginez une pièce où se trouvent une dizaine de personnes. Toutes sont en tenue confortable : collants sans pieds et chandail. Le praticien porte aussi des vêtements dans lesquels il se sent à l'aise. Vous vous étendez sur le sol à la demande de la personne qui vous guide. Elle vous suggère de porter votre attention sur votre corps, dans la position où il est. Vous percevez chaque partie de votre corps et, pour vous aider, le professeur les énumère. Votre corps prend appui sur le sol en divers points : vous en prenez conscience. Vous découvrez que le côté droit et le côté gauche reposent différemment sur le sol ; que, peut-être, votre tête n'est pas alignée avec votre pubis, que votre épaule gauche s'appuie plus lourdement sur le sol que la droite, et ainsi de suite. Vous observez, vous découvrez, vous comparez les différentes parties de votre corps les unes par rapport aux autres.

Tout à votre prise de conscience, vous avez oublié votre respiration. « Jusqu'où respirez-vous ? » demande le praticien. « Respirez-vous dans le dos ? » Vous avez déjà fait abstraction du groupe dans lequel vous vous trouvez, de la salle, et même de la couleur de vos collants, car la voix du praticien vous a conduit loin, très loin à l'intérieur de vous. Un coup d'œil sur votre montre, et déjà vingt minutes écoulées !... vingt minutes de promenade à l'intérieur de votre corps... la conscience du temps qui passe n'existe plus. Vous naissez à l'intemporalité, à un monde différent peuplé de sensations kinesthésiques, visuelles et auditives. Il se peut aussi que vous viviez l'inverse : les cinq minutes que dure l'exercice vous paraîtront interminables !

Cette première étape distingue déjà cette approche de la gymnastique traditionnelle : prendre contact avec son corps avant de bouger, en capter les sensations kinesthésiques, percevoir les images qu'il vous renvoie ; toutes ces perceptions nouvelles que votre cerveau enregistre et qui pourraient vous être utiles plus tard. Toutes ces perceptions qui élargissent votre champ de conscience et qui vous amènent à élaborer une relation nouvelle, différente surtout, avec le corps que vous habitez.

Jusqu'ici, ce que vous savez de votre corps se résume au plaisir qu'il vous donne quand vous faites l'amour, à la douleur provoquée par les tensions ou les gestes répétitifs, ou encore aux courbatures causées par la pratique d'un sport ou d'un exercice trop violent. Ces connaissances ne sont que superficielles, elles découlent d'un conditionnement. Vous rendez-vous compte que vous vivez avec un étranger, ou presque ?

Arrêtez-vous quelques secondes : que ressent votre corps ? Ouvrez-vous aux perceptions qu'il vous envoie ; observez-le. Déjà, vous avez un avant-goût de cette naissance à un monde jusque-là ignoré, celui de la connaissance de soi-même, de la naissance au corps, à l'image inconsciente du corps et à une nouvelle intelligence.

Cette conscience ne se développe pas seulement au sol lors des exercices, mais en marchant pieds nus sur le tapis. Le guide vous demande de marcher, comme vous le faites dans la rue ou ailleurs. De vous observer en train de marcher rend déjà la marche plus difficile. « Marchez tout simplement, dit la voix, observez comment vos pieds se posent sur le sol, observez où et comment le poids du corps se répartit sur les pieds en marchant... » et vous comprenez soudain pourquoi le bord externe des talons de vos chaussures est toujours plus usé. « Observez maintenant la position de votre tête : a-t-elle tendance à se porter vers l'avant ou vers l'arrière ? Quelle est sa position pendant la marche ? » Cela est un peu plus difficile, mais vous pouvez quand même, au moins, remarquer que vous marchez le menton en l'air.

« Observez votre bassin en marchant ; se balance-t-il de gauche à droite, ou d'avant en arrière ? » Vous constatez avec surprise qu'il est complètement figé. D'étonnement en étonnement, vous découvrez tout ce qu'on peut observer dans la marche... et votre cerveau continue d'enregistrer ces nouvelles informations.

Cette prise de conscience, au sol ou en marchant, précède les mouvements et permet de prendre note des changements apportés par le travail corporel. Vous êtes invité à vous souvenir, soit entre chaque mouvement, soit à la fin de la classe, de la façon dont votre corps s'appuyait au sol avant l'exercice ou au début du cours, et vous comparez l'avant et l'après. Ce petit jeu développe non seulement l'intelligence dite musculaire, mais il vous rappelle les changements afin de mieux les intégrer. Cette ouverture de la conscience se poursuit après la séance ; le corps continue de changer subtilement et votre système nerveux à remarquer et à assimiler ces changements. Plus votre corps se libère de ses tensions et de ses contractures et plus le travail est profond, plus l'effet se prolonge, parfois jusqu'à deux ou trois jours après la séance, dans un bien-être délicieux. Au lendemain d'une séance de groupe, votre corps peut aussi réagir par des sensations de courbatures ou de fatigue qui ne seront que de courte durée. Maints participants aux séances de groupe ont été surpris que des mouvements si simples puissent provoquer des courbatures. L'explication est simple. Votre corps, conditionné par des attitudes mentales qui résultent en des postures permanentes (exemple : épaules rentrées vers l'intérieur, dos courbé) ou par des conditionnements corporels liés à votre travail, n'est pas habitué de vivre une exploration différente des couches musculaires. En pratiquant ces mouvements, vous sortez votre corps de ses habitudes et vous l'invitez à une plus grande exploration, à une naissance, à changer de posture et d'attitude, d'où les sensations de courbatures et de douleurs musculaires ou l'apparition d'émotions de colère ou d'irritation passagères). Cet accablement n'est rien comparé au bien-être qui résulte de ces mouvements. Il est fortement suggéré de continuer de pratiquer les mouvements deux à trois fois par semaine.

Contrairement aux appareils ou à la musique entraînante utilisés en gymnastique, les instruments de travail en MLC© ressemblent davantage à des jouets. Lors d'une séance de groupe, vous trouverez des paniers remplis de balles dures (balles de tennis), molles (grosses balles en mousse ou balles de caoutchouc) ou de ballons, moyens et petits. Vous y trouverez aussi des bâtons recouverts de caoutchouc mousse, de diverses longueurs, et des petits traversins (oreillers faits de serviettes de ratine enroulées et attachées aux extrémités). C'est une salle de cours très colorée, et un enfant s'y sentirait à l'aise. L'adulte, lui, trouve cela plutôt curieux. Ces outils dérisoires se transforment dès les premiers mouvements en instruments précieux pour libérer votre musculature de ses tensions. Les balles dures aident à masser, sous l'action du mouvement, les endroits stratégiques : les muscles fessiers, le trapèze sous les épaules, les extenseurs du dos, la suture sacro-iliaque et les muscles qui s'y rattachent sous le bassin, les ischio-jambiers et les jumeaux derrière les jambes et, enfin, sous les pieds, tous les muscles de la voûte plantaire.

Points stratégiques que ces muscles, car c'est là que s'installent presque toutes les tensions. Selon votre degré de tension musculaire, les balles sont ou tyranniques ou angéliques. Vous ignoriez qu'une balle de tennis pouvait se charger de tant de signification ? Oui, car elle a pour rôle, comme balle dure, non seulement de masser mais aussi de pénétrer les différentes couches musculaires du corps. Lorsque la première couche se libère, la balle pénètre une à une les autres couches. Heureusement que nous n'avons que trois et quelquefois quatre couches musculaires. Si vous trouvez les balles de tennis trop dures, utilisez des balles de même grosseur mais faites de caoutchouc. Le résultat sera fort semblable.

Les balles mousse servent à masser non pas le muscle mais son enveloppe, le fascia ou tissu conjonctif. Leur action est plus subtile, plus douce, mais elle entraîne des résultats souvent plus profonds et tout aussi spectaculaires que ceux obtenus au moyen des balles plus dures.

Les bâtons massent, eux aussi, mais ils sont utilisés sur les muscles longs du corps, justement sur toute leur longueur. Ils sont surtout employés pour le travail sur les muscles du dos, les extenseurs. Par leur longueur, les bâtons unifient dans le travail musculaire les différents segments du corps, de l'épaule à la fesse, ou de la tête au bassin. Le bâton et les balles mousses sont les outils préférés des « fanas » de la MLC©.

Terminons par les rondins, petits oreillers souvent utilisés comme appuie-tête dans divers mouvements d'étirement. Ils servent à masser le crâne, les vertèbres et les os du bassin. Ils sont utilisés également pour prévenir les compensations pendant certains mouvements d'étirement et, en cela, ils sont très appréciés, car ils créent un sentiment de confort même si le mouvement est exigeant.

2 La vision anatomique
du corps humain

La vision anatomique qui sous-tend la MLC© prend ses racines, pour moi, dans deux écoles : l'école méziériste et l'école de rolfing. Ces écoles ont été créées par deux femmes : Françoise Mézières et Ida Rolf. L'une en Europe, l'autre aux États-Unis, elles ont élaboré, après avoir étudié, manipulé et observé le corps humain pendant plus de vingt ans, une nouvelle vision anatomique du corps humain. Elles ont découvert ce qui allait devenir les principes de base du mouvement adoptés dans cette approche. Chacune de ces écoles a ses grandeurs et ses limites, et toutes deux furent très contestées par la médecine et la physiothérapie traditionnelles. Malgré les contestations et les critiques, ces approches ont fait leurs preuves et ont produit des résultats là où la médecine n'a pas réussi. Il en va de même pour la MLC©.

Voici ces principes : votre corps est un tout, et ce tout est constamment en relation avec la terre et sa force d'attraction. Lorsque vous êtes debout, vous ne le ressentez pas, mais votre corps est constamment en train de s'ajuster à l'attraction terrestre. Cette attraction terrestre peut être bien vécue par votre corps s'il est aligné et en équilibre. En équilibre, le corps semble être suspendu par un fil (Figure 1) et s'il est désaligné, ce même corps semble vouloir tomber et, par le fait même, dépense une grande quantité d'énergie pour résister à cette force d'attraction et maintenir une position d'équilibre (Figure 2).

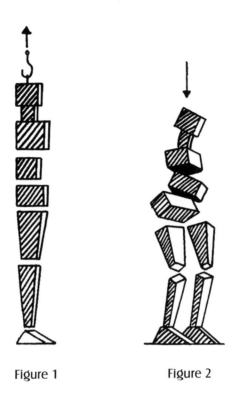

Figure 1   Figure 2

Les muscles responsables de votre équilibre dans la station debout sont tous les muscles postérieurs du corps, lesquels sont tous attachés ensemble, formant une chaîne qui court des orteils jusqu'au crâne (Figure 3). C'est pourquoi, lors de la pratique de la MLC©, lorsque vous massez tout le dessous de vos pieds, il se pourrait que l'arrière de votre dos ou vos épaules se relâchent par l'effet de la réaction en chaîne. Alors, non seulement votre relation avec le sol s'améliore, mais la station debout devient plus facile. Par contre, cette même chaîne transportera les compensations et donnera de l'amplitude à un mouvement d'étirement au détriment d'une autre section de la chaîne qui se raccourcit. Ainsi, il vous sera possible d'étirer une jambe au maximum si le dos se raccourcit et si le ventre se projette vers l'avant pour permettre l'allongement de la jambe (Figure 4).

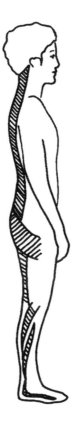

Figure 3

Voici un autre exemple de compensation : si vous vous êtes déjà blessé un orteil, souvenez-vous comment votre corps s'est organisé pour éviter de s'appuyer sur cet orteil douloureux. Il a fait beaucoup d'efforts jusqu'à ce que l'habitude soit prise et, dès le matin au saut du lit, il savait comment contorsionner tous les muscles pour éviter la douleur. Une fois l'orteil guéri, il vous a fallu « réapprendre » à marcher normalement sur les deux pieds.

Oui, votre corps est un outil merveilleux. Non seulement il existe à l'arrière du corps une chaîne musculaire, dite chaîne postérieure, mais les muscles du devant du squelette, dits antérieurs, fonctionnent en relation directe et opposée au fonctionnement de la chaîne postérieure. C'est ce qu'on appelle la fonction antagoniste d'un muscle. Pourquoi

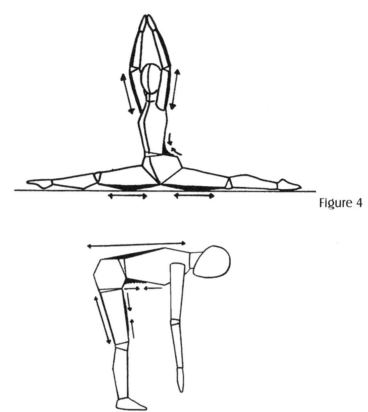

Figure 4

Figure 5

cet antagonisme, ce travail « à l'opposé » ? Tout simplement (et élégamment) pour maintenir le corps en équilibre par rapport à l'action du champ gravitationnel de la terre. Soustraits à l'action verticale de la gravité, par exemple lors d'un alitement prolongé ou d'un voyage dans l'espace en apesanteur, les muscles ont tendance à s'atrophier, car, par économie d'énergie, le corps a tendance à ne plus se dépenser, dans les circonstances, pour ce dont il n'a pas besoin. Votre corps est ainsi fait : il suit rigoureusement et toujours la loi du moindre effort. Toute votre physiologie est régie par cette loi. Prenons l'exemple de se pencher pour saisir un objet. Pour que les muscles du dos et de l'arrière des jambes s'étirent et s'allongent, ceux du ventre et du devant des cuisses doivent se contracter et se raccourcir (Figure 5). Mais si ceux-ci sont figés, gelés dans une position toujours contractée, ils ne pourront plus répondre à leur fonction antagoniste. Et cela va nécessairement réduire l'action des muscles postérieurs et leur possibilité d'allongement. Nos muscles fonctionnent par paires, en harmonie, en synchronisme.

Quel est le rôle d'un muscle ? Un muscle doit pouvoir s'allonger ou se contracter au besoin et, surtout, être capable de reprendre une position de repos. Cette élasticité nécessaire lui permet de répondre au muscle antagoniste auquel il est associé. Si un muscle possède toutes ces qualités, on dit qu'il possède un bon tonus musculaire. Par contre, si un muscle, pour une raison quelconque, est maintenu en allongement ou en raccourcissement prolongé, il se déforme, perd de sa tonicité et ne peut plus revenir à sa position de repos ; il s'y installe une déformation chronique qui va nécessiter une réaction chronique de son muscle antagoniste – toujours pour maintenir l'équilibre ! C'est ce phénomène de déformation permanente que l'on provoque par les disciplines axées sur le « développement » de la musculature en général ou sur le « développement » de certains groupes musculaires « privilégiés », comme la gymnastique, le culturisme et le ballet.

Dans la vision anatomique de la MLC©, un muscle n'est jamais isolé ; il est toujours considéré avec son antagoniste ; de plus, cette paire est aussi considérée avec son enveloppe, le fascia ou tissu conjonctif. Vous pouvez imaginer que cette paire de muscles est enveloppée comme dans un papier d'emballage élastique, papier qui recouvre chaque muscle individuellement et par paires, et ainsi de suite. Cette fine couche d'emballage fait le lien entre les muscles du bras et de la main, entre ceux de la main, du bras et ceux du cou, entre ceux de la main, du bras, du cou, des épaules et ceux de la cage thoracique. Cette fine couche lie les muscles des épaules à l'estomac. Parce que cet « emballage » enveloppe non seulement les muscles et les paires de muscles mais aussi les os, les organes internes, les artères et les veines, on peut vraiment dire que les genoux sont reliés au coude ! Oui, au risque de faire sourire, on peut affirmer que les hanches sont reliées aux épaules, les os du bassin au crâne et à la mâchoire, les pieds aux mains, les chevilles aux poignets. Vous êtes enveloppé de partout et tout se tient. Vous n'avez pas seulement un devant, des côtés et un arrière ; vous avez aussi de la profondeur, de l'épaisseur. Vous vivez en trois dimensions. Et tout se tient.

Cela dit, si vous développez par quelque technique que ce soit une partie de votre corps plus qu'une autre, par exemple si vous décidez de renforcer les muscles de votre ventre en faisant des tractions abdominales (*sit-ups*), vous allez les amener, par la répétition des mouvements, à rétrécir et à raccourcir de façon permanente, ce qui vous donnera l'illusion d'un bon tonus. Ils vont devenir durs, rigides, et leur enveloppe va aussi devenir plus dense, plus épaisse... Et vos organes internes, situés sous les abdominaux, vont en souffrir.

Vous ignorez sans doute que les abdominaux sont attachés aux os de votre bassin et aussi aux os de votre cage thoracique, et qu'ils sont, encore une fois, en relation directe avec leurs paires, les muscles profonds du bassin et les muscles profonds du bas du dos. Lorsque ces muscles du ventre se contractent de façon chronique, deviennent durs et rigides, leurs attaches, à cause de cette contraction chronique, vont tirer sur les os auxquels elles sont fixées et entraîner un déplacement chronique des os et des articulations. Les muscles du bas du dos, qui fonctionnent en antagonistes de pair avec les abdominaux, vont eux aussi se raccourcir pour s'adapter au tonus que vous avez imposé aux abdominaux.

Pour vous en convaincre, rien de mieux que d'en faire l'expérience vous-même. Allongez-vous par terre et vérifiez, en glissant votre main sous le bas du dos, la distance entre la colonne vertébrale et le sol. Maintenant, faites des tractions abdominales – faites-en huit – et vérifiez de nouveau la distance entre votre dos et le plancher. Qu'observez-vous ? Le dos est plus arqué qu'avant ! Et bientôt, si vous avez bien forcé, non seulement les abdominaux que vous avez fait travailler seront endoloris, mais les antagonistes postérieurs aussi. Les tractions abdominales (et bien d'autres exercices de gymnastique) donnent l'illusion de parvenir à une meilleure tonicité musculaire.

La vraie tonicité vient de l'intérieur ; on ne peut la cultiver superficiellement en isolant un muscle de son environnement, de l'ensemble. Le corps est un tout. La vraie tonicité découle de l'harmonie entre un muscle, son antagoniste, son enveloppe fasciale et son environnement : organes internes, vaisseaux, artères et lymphe.

Qu'arrive-t-il lorsque vous cessez de pratiquer les exercices dont le but est de «tonifier» vos muscles? Ils redeviennent graduellement mous et flasques, car ce tonus musculaire, atteint au prix de sueurs et d'efforts, se perd parce qu'il n'est bâti qu'en surface.

On pourrait imaginer le corps comme un oignon, le cœur de l'oignon étant le centre du corps. Imaginez ce centre comme un cylindre constitué de la couche musculaire la plus profonde, qui comprend tous les muscles qui relient les articulations du squelette: c'est la couche intrinsèque, la couche de l'être. Ces petits muscles courts, trapus lorsqu'ils sont bien harmonisés et en équilibre, donnent une sensation de solidité. Le cylindre, le cœur de l'oignon, est solide, stable; le squelette, au plus profond, se tient. Les autres muscles, les autres couches, couches du paraître, peuvent alors venir se greffer au cylindre et s'édifier autour de lui. Ce sont les muscles extrinsèques, des muscles plus longs qui harmonisent et maintiennent en équilibre les différentes couches de l'oignon autour de son cœur. Chez l'individu, ils ajoutent, à la sensation de solidité du corps, un sentiment de souplesse, d'harmonie et de grâce. C'est là la véritable tonicité. Cette vision anatomique est au cœur de la MLC©.

Les mouvements de libération des cuirasses, créés en fonction de et en accord avec cette vision et cette compréhension du corps, sont harmonieux, respectueux du tout, holistiques. À mesure qu'elle progresse dans la pratique des mouvements, la personne retrouve, de façon passagère d'abord puis de manière de plus en plus durable, un sentiment d'harmonie dans le corps, fait de force et de souplesse. Ces qualités constituent pour une large part la confiance en soi et le bien-être, véritables buts de la MLC©. Cette redécouverte du sens de propriété sur son corps, cette naissance à son corps est à l'opposé d'un sentiment d'aliénation. Tel est l'effet global recherché. Et ce sentiment naît avec le développement des sens kinesthésiques et de proprioception, c'est-à-dire avec le regain de la capacité de savoir ce qui se passe «en dedans». Même si vous délaissez ensuite l'approche pour un temps, vous ne perdrez jamais cette faculté de vous sentir, et c'est elle qui vous avertira que l'équilibre est sur le point d'être rompu et qu'il est de nouveau temps de vous occuper de vous, engageant ainsi votre responsabilité vis-à-vis de vous-même et de votre bien-être.

3 *La vision globale* du corps humain

Le corps et son affect

Le corps est un tout, l'être humain est un tout. L'expression « un esprit sain dans un corps sain » suggère que l'esprit est indissociable du corps, et le corps de l'esprit. Les deux sont étroitement reliés : à la structure physique correspondent une structure affective et une structure énergétique.

Faites-en vous-même l'expérience : pendant quelques jours ou une semaine, efforcez-vous de marcher le dos voûté, les épaules enfoncées, la cage thoracique affaissée et, surtout, bloquez souvent votre respiration. Comment vous sentez-vous ? Vous risquez fort de vous sentir déprimé, fatigué et prêt à vous laisser abattre par les moindres difficultés de la vie. Imaginez maintenant, pendant une semaine, que vous habitez un corps souple, léger, que vous vous tenez tout naturellement droit, que votre cou et vos épaules sont dégagés et que vous respirez facilement. Vous ressentirez alors assurance et bien-être.

Vous connaissez probablement quelqu'un que vous trouvez « rigide ». Attardez-vous à observer son corps. Il serait étonnant que vous voyiez un corps souple, chaud et enveloppant. Puis regardez quelqu'un qui est souvent sur la défensive. Sa cage thoracique est sans doute bombée comme un bouclier, ses épaules lancées vers l'arrière, etc. Tout est inscrit dans votre corps qui ne ment pas. Le corps est le véhicule par lequel s'expriment les pensées, les émotions et les expériences conscientes et inconscientes.

Votre corps est le lieu où s'exprime la vie. Qu'est-ce que cette vie, sinon l'énergie en mouvement dans la cellule, le muscle, le tissu musculaire, l'organe, sinon l'émotion et la pensée ? Tout est relié et indissociable. La relation corps-esprit se vit très bien chez l'enfant. Lorsqu'il est en colère, tout son corps exprime la colère ; ses membres se durcissent, sa respiration est plus saccadée, ses yeux ont l'air méchant, sa bouche est crispée, sa gorge et ses cordes vocales se préparent à exprimer une parole, un son, un cri. Et lorsqu'il est joyeux, son corps et tout son être l'expriment également : ses yeux sont brillants, il sautille et tape dans ses mains.

Dans l'enfance, l'expression des émotions par le mouvement est naturelle. Par contre, on demande parfois à l'enfant qui veut pleurer de réprimer cette impulsion émotive, à celui qui veut trépigner de colère de se montrer docile, ou encore à celui qui a le fou rire, qui a envie de danser ou de sauter de se retenir. Toutes ces formes d'expression réprimées et refoulées s'inscrivent dans nos muscles, dans nos cellules et imprègnent notre corps, qui se transforme petit à petit. Les cuirasses se superposent telles des couches qui se nourrissent entre elles.

En grandissant, l'enfant devra, bien sûr, apprendre à s'asseoir sur une chaise, et à se soumettre aux règles de la société et de la famille. Il intégrera ces règles extérieures. Les mouvements spontanés et l'impulsion naturelle seront brimés. L'organisme peut subir ces brimades sans dommage permanent pourvu que l'environnement permette aussi à l'enfant de retrouver son mouvement naturel et de l'exprimer quand les circonstances s'y prêtent. Alors, peuvent coexister le mouvement naturel, qui a sa place dans tout être vivant, et le mouvement structuré, qui permet de vivre avec harmonie dans le milieu familial et social. L'individu et son corps peuvent s'adapter pour fonctionner en harmonie avec le milieu sans avoir l'impression de vivre un trop grand compromis. Tout est question d'équilibre. Autant un organisme vivant peut s'adapter à des contraintes, à une structure imposée de l'extérieur ou de l'intérieur, autant il ne doit jamais oublier son mouvement interne propre. Il doit avoir la possibilité de maintenir et de vivre sa spontanéité qui est au cœur même de son corps.

Malheureusement, le cœur de notre corps, là où se logent notre identité propre, notre mouvement interne et notre spontanéité, est souvent étouffé par une accumulation de couches d'inhibition, appelées cuirasses. Dans la société actuelle, nous sommes le plus souvent invités à avoir des émotions socialement acceptables, à retenir notre mouvement de vie, à développer des identités qui ne sont pas les nôtres. Nous nous séparons de nous-mêmes et nous restons enfouis sous nos couches cuirassées.

Si, dans un contexte familial, la colère ou les pleurs sont souvent réprimés, car « il n'est pas correct de… », la poussée venant de l'intérieur vers l'extérieur est arrêtée. Cette énergie, au lieu de sortir, va retourner vers l'intérieur et se fixer dans les cellules, les muscles, les organes internes, jetant alors les bases d'une armure, d'une inhibition, d'une cuirasse. Le mouvement naturel se retourne sur lui-même, la vie agit contre la vie. L'esprit enregistre « il n'est pas permis de vivre sa colère », et cette colère se fixe dans les muscles des bras, des jambes, des mâchoires ou de la cage thoracique. Si l'inhibition est constante, l'enfant apprend et forge sa personnalité autour de ces interdits et de ces jugements. Son corps développe une cuirasse, l'expression physique et affective de cette inhibition. L'enfant grandit et oublie cet interdit qu'il a intégré et qui fait partie de sa nouvelle personnalité, il offre l'image de quelqu'un de très doux et de très gentil ! Mais vingt ans plus tard, il ira consulter le médecin pour des troubles de toutes sortes – maux de dos, troubles digestifs, etc. Le corps lui, n'a pas oublié, il porte toujours sa cuirasse.

Dans une séance de MLC©, grâce au mouvement, le corps de cet adulte commencera à se libérer de sa cuirasse « n'exprime pas ta colère ». Les mouvements concernant le dos, le cou et la cage thoracique lui seront à la fois agréables et pénibles, car des sensations oubliées risquent de resurgir. Cette personne si douce et si gentille ressentira soudainement une pulsion de colère. Son corps, grâce à l'énergie dégagée par les mouvements, recherchera un équilibre et demandera à la psyché de rétablir son harmonie. Petit à petit, le côté « doux et gentil » de la personnalité sera remis en question pour faire place à plus de vie, plus de joie, plus d'amour et de spontanéité. C'est ainsi que cette méthode tient compte de la complexité de l'être humain en jetant un regard d'ensemble sur le corps, autrement dit, en choisissant une vision holistique du corps.

Dans cette approche de libération des cuirasses, le mouvement est à la fois structuré et non structuré ; structuré en ce sens qu'il est modelé selon les lois d'une vision anatomique et harmonieuse du corps ; non structuré en ce sens que l'individu reçoit seulement une consigne, et son corps cherche à y répondre. Il n'y a personne à imiter, et personne ne vient « placer » le corps. Le thérapeute vérifie simplement le positionnement des instruments de travail. Cette façon de faire peut provoquer dans les classes des réactions de frustration, car ayant l'habitude d'être encadré, l'individu recherche la règle, ce qui est très sécurisant. Lorsqu'il n'y a plus de règle ou lorsque le corps découvre d'autres façons de bouger, l'insécurité, le désarroi, l'impatience et la confusion ressortent. On entend souvent la phrase : « Je ne sais pas comment faire le mouvement. » Mais le « comment faire le mouvement » n'existe pas, il n'y a que le mouvement : ressentez-le, laissez votre corps chercher le mouvement, laissez-le vivre le mouvement, devenez ce mouvement. Lors d'une séance, l'individu qui tente de vivre le mouvement avec son intellect ou avec sa volonté sera très frustré. Il sera invité à entrer à l'écoute du silence, de l'expression spontanée d'un son, d'un sourire venant du corps, d'un fou rire ou encore de pleurs spontanés. Petit à petit, il se mettra à l'écoute de la voix du guide qui répète la consigne et enveloppe le corps de sa chaleur. Ainsi, il n'est point besoin d'être compétent, bon, mauvais, souple ou « en forme ». Chaque individu est unique et chaque rencontre avec son corps l'est aussi.

Dé-cuirasser le corps, le rencontrer à travers les mouvements, la musculature et l'enveloppe, c'est se rencontrer. C'est rencontrer des parties cachées de soi, enfouies et ensevelies sous des couches de tensions musculaires et affectives. Dialoguer avec les différentes parties de son corps, c'est dialoguer avec les différentes parties de soi qui s'expriment par une douleur à l'épaule, au genou ou à la hanche. Les diverses expressions du corps, allant du « mal-aise » à la maladie grave, sont des signaux, des messages envoyés par l'inconscient pour se faire entendre. Ces mal-aises, ces douleurs, ces problèmes chroniques sont des symptômes. Ils ne sont pas une fin mais, au contraire, le début d'une prise de conscience.

Le corps et ses cuirasses

Wilhelm Reich, le père de la psychanalyse corporelle appelée « orgonthérapie », fut le premier à détecter l'existence de cuirasses chez ses patients. Il a constaté dans ses études cliniques la présence de sept cuirasses dans le corps humain qui commencent à se former chez le nourrisson et se développent jusqu'à l'âge de cinq à six ans environ.

Voici brièvement comment Wilhelm Reich décrit les sept cuirasses. Elles sont présentées par ordre d'apparition.

1. La cuirasse oculaire, qui comprend le front, les yeux, les glandes lacrymales et la région des os malaires.
2. La cuirasse orale, qui comprend la musculature du menton, des lèvres, de la gorge et de l'occiput.
3. La cuirasse du cou, qui comprend les muscles profonds du cou et de la langue.
4. La cuirasse thoracique, qui comprend le thorax et ses muscles, les organes de la cage thoracique et les muscles des bras.
5. La cuirasse diaphragmatique, qui comprend le diaphragme et ses organes (foie, vésicule, estomac, pancréas et rate).
6. La cuirasse de l'abdomen, qui comprend les muscles abdominaux, les transverses, les psoas, le carré des lombes, les organes internes tels que les viscères, les reins et les glandes surrénales.
7. La cuirasse pelvienne, qui comprend les muscles du petit bassin et les organes génitaux, l'anus, le périnée et les muscles des hanches et jambes.

Pour ma part, après avoir utilisé pendant plusieurs années la grille de Wilhelm Reich, je me suis servi de mon expérience pour élargir la notion de cuirasse.

Dans mon livre intitulé *Au cœur de notre corps*, j'identifie huit types de cuirasses que je divise en deux grandes catégories.

Les cuirasses d'identification sont les cuirasses dont nous nous sommes recouverts dans la recherche d'une identité à travers nos parents, l'autre, les clans, la mode ou la société. Elles sont reliées à notre histoire parentale et sociale. Elles font partie de la légende de nos conditionne-ments et des cages dorées que nous avons choisi d'habiter. Ce sont les premières cuirasses que l'on rencontre lorsqu'on aborde le corps de façon holistique. Je vous les présente de la dernière apparue jusqu'à la première. L'âge est approximatif.

1. La cuirasse sociale (30 ans et plus).
2. La cuirasse narcissique (13 ans et plus).
3. La cuirasse du rite de passage (de 13 à 21 ans).
4. La cuirasse parentale (de 5 à 18 ans).

Les cuirasses de base sont des couches de défense qui se sont installées en réaction de survie devant les différentes agressions rencontrées ou les différentes crises ou épreuves qui font partie de la vie. Elles sont reliées à notre histoire profonde et sont souvent inconscientes. C'est ce que j'appelle notre légende personnelle, celle qui donne un sens à notre vie. Je vous les présente de la dernière apparue jusqu'à la première.

1. La cuirasse de protection (de 5 à 21 ans).
2. La cuirasse du mal-aimé (de 4 à 10 ans).
3. La cuirasse du désespoir (de 2 à 7 ans).
4. La cuirasse fondamentale (de la vie intra-utérine à 2 ans).

Les cuirasses de base sont enfouies dans les couches profondes notre corps, elles sont cachées sous les cuirasses d'identification. Les cuirasses d'identification et de base sont dissimulées dans le « cœur de notre corps », là où se trouve notre réelle identité.

Le corps et ses centres d'énergie

En étudiant le corps de façon globale, nous découvrons qu'il existe un corps physique, un corps affectif, mais aussi un corps énergétique. De plus en plus, la société admet et reconnaît la médecine énergétique. Les mouvements de MLC© touchent à la fois le corps physique, le corps affectif et le corps énergétique.

Reprenons la vision de Wilhelm Reich et des sept cuirasses. Étrangement, sa définition rejoint une vision hindouiste et bouddhiste très ancienne du corps humain, qui se base sur les centres d'énergie appelés en sanscrit « chakras », et qui sont reconnus par la médecine ayurvédique ou toute autre médecine énergétique. À chacune des cuirasses nommées par Reich correspond un centre d'énergie. Ces centres sont des portes d'énergie de notre corps physique et sont associés aux glandes importantes du corps humain.

Servons-nous maintenant de la grille de Reich pour nommer ces centres.

1. La cuirasse oculaire : le centre de la conscience appelé le « troisième œil » dans le langage populaire ; y est associée la glande pinéale. La médecine énergétique considère ce centre comme le centre de la conscience, de la connaissance intuitive, de l'ouverture de la pensée, de la vision élargie.
2. La cuirasse orale : le centre est logé à la base du crâne ; y est associé l'hypothalamus. Ce centre est le siège de la connaissance ancestrale.
3. La cuirasse du cou : le centre de la gorge ; y est associée la glande thyroïde. Ce centre est le lieu de l'affirmation de soi, de la parole qui transmet et qui construit, à l'opposé de la parole qui détruit.
4. La cuirasse thoracique : le centre du cœur ; y est associé le thymus. Cette glande est le siège de l'amour et de son évolution dans notre incarnation terrestre.
5. La cuirasse diaphragmatique : le centre du plexus solaire. Il est le lieu des émotions.
6. La cuirasse de l'abdomen : le centre du *hara* ; y sont associées les glandes surrénales. Il est le siège de l'énergie, de l'action, de l'alignement et de la force vitale dans l'action juste.

7. La cuirasse pelvienne : le centre de la base ; y sont associés les gonades chez l'homme et les ovaires et l'utérus chez la femme. Il est le lieu de la sexualité créatrice à l'opposé de la sexualité compulsive. Il est le lieu de la création, de l'enracinement terrestre.

Si le lecteur est intéressé par les chakras, il peut consulter maints ouvrages sur ce sujet. J'en donne ici simplement une très brève description.

La médecine énergétique nous renseigne également sur les méridiens. Véritables autoroutes énergétiques, ils permettent d'harmoniser tous nos systèmes, y compris la relation corps-esprit. Je n'ai pas développé ici la relation entre les mouvements et les méridiens, mais un ouvrage sur ce thème est à venir. Si vous désirez comprendre ce lien, prenez une simple charte des méridiens et suivez leur chemin dans le corps. Vous verrez ainsi comment chaque mouvement touche chacun des méridiens et aide la libération de l'énergie vitale, appelée « chi » en médecine chinoise. Un de mes élèves avait collé sur le plafond de sa salle de travail une charte agrandie des méridiens et du corps humain. Ainsi, il faisait les mouvements en suivant les méridiens qui étaient touchés !

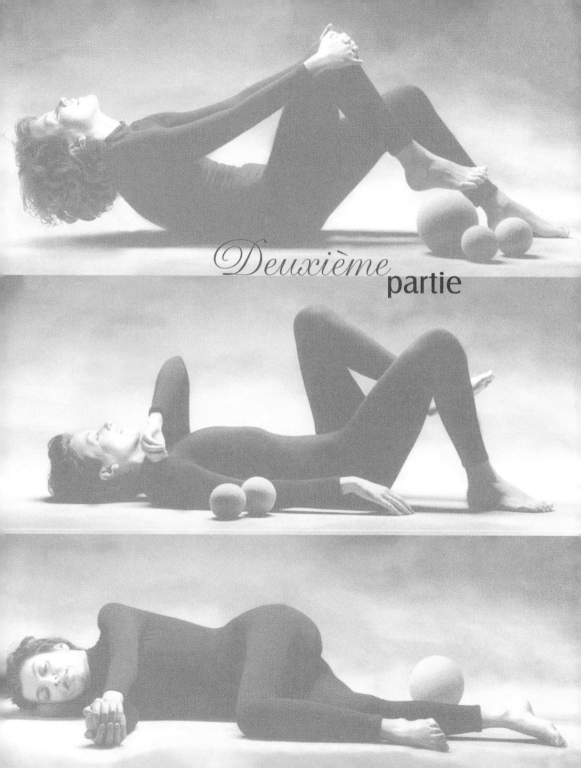

Deuxième partie

Les mouvements

$\mathscr{J}$'ai classé les mouvements de libération des cuirasses en trois catégories.

- Les mouvements d'ouverture permettent d'entrer en douceur dans le corps cuirassé en libérant la première couche musculaire, la plus superficielle. Ils vont fissurer l'armure et ainsi permettre à l'énergie de vie qui était emprisonnée par cette dernière de se remettre en mouvement et de se libérer. Plus souvent ils sont faits, plus ils réussissent à fissurer les couches plus profondes de l'armure corporelle.
- Les mouvements d'étirement permettent d'ouvrir plus profondément le corps et ses cuirasses en allant rejoindre la couche musculaire intermédiaire. Ils permettent une plus grande pénétration de l'armure fissurée par les mouvements d'ouverture. Ils alignent tout doucement le corps dans ses axes de verticalité et d'horizontalité, dans le respect du rythme naturel de chacun. Ils se vivent en conscience, sans trop d'effort musculaire pour ne pas refermer le corps qui vient de s'ouvrir grâce aux mouvements d'ouverture. Il s'agit d'excellents antidépresseurs naturels qui alignent l'énergie vitale dans son mouvement naturel d'expression.
- Les mouvements d'unification permettent d'unir la couche musculaire la plus profonde à la couche la plus superficielle, le côté gauche du corps avec le côté droit, les deux hémisphères du cerveau, le haut et le bas du corps. Ces mouvements aident le corps à retrouver son unité et son unicité. Ce sont des mouvements qui apportent beaucoup de sérénité et de paix intérieure ainsi qu'un sens profond d'intimité avec soi-même.

Pour ces mouvements, on utilise des balles de tennis, des balles en caoutchouc de la grosseur d'une balle de tennis, des bâtons en bois de 1,6 cm de diamètre et de 91,4 cm de longueur recouverts de caoutchouc (comme les gaines isolantes pour la plomberie), des balles mousse de la grosseur d'un pamplemousse (appelées petites balles mousse dans le texte) et des balles mousse de la grosseur d'un melon (appelées grosses balles mousse dans le texte), ainsi que des traversins remplis d'écales de sarrasin ou faits d'une serviette en ratine roulée, attachée avec des élastiques et recouverte de tissu.

Dans la première partie de ce livre, je vous ai parlé de cuirasses et j'ai expliqué comment le corps peut se bâtir une ou plusieurs cuirasses. En tant qu'outil d'éveil corporel, la MLC© peut libérer le corps des cuirasses superficielles et profondes. Mais aucun mouvement ne libère telle ou telle cuirasse; il n'existe pas de mouvement miracle. Toutefois, vous observerez que les mouvements d'ouverture auront tendance à agir sur les cuirasses plus superficielles. Les mouvements d'étirement permettront de faire le lien entre les cuirasses superficielles et profondes. Les mouvements d'unification iront chercher les cuirasses plus profondes, car ils exigent une libération des couches musculaires et donnent un sens de solidité et d'unicité, de ce qu'est le sens réel de toute chose en soi et autour de soi. En tout temps, ces trois types de mouvements travaillent les cuirasses, qu'elles soient profondes ou superficielles. Votre séance à domicile doit comprendre l'enchaînement de trois à quatre mouvements de libération des cuirasses. Vous commencez par un à deux mouvements d'ouverture que vous enchaînez à un mouvement d'étirement pour terminer par un mouvement d'unification. Tel est le fil conducteur qui entraînera en douceur la libération de la cuirasse, quelle qu'elle soit. Plus vous vous libérerez de vos cuirasses, plus il sera possible d'évoluer vers une autre forme d'enchaînement qui sera par exemple: un mouvement d'ouverture, deux mouvements d'étirement et toujours terminer par un mouvement d'unification.

Tout au long de la présentation des mouvements, vous trouverez, sous le titre « Effets recherchés », la ou les cuirasses touchées plus spécifiquement. Encore là, je rappelle au lecteur qu'il est important de faire travailler le corps en entier pour rejoindre les cuirasses les plus profondes.

1 Les mouvements
d'ouverture

Les mouvements d'ouverture se font à l'aide de balles de tennis, du bâton, de balles mousse. Ces mouvements ont pour but de masser les différentes couches musculaires pour aider les muscles à retrouver leur tonicité et à se dégager de leur cuirasse musculaire et ainsi créer une ouverture. Les mouvements d'ouverture précèdent toujours les mouvements d'étirement.

Les mouvements d'ouverture sont habituellement vécus de façon agréable, même si, quelquefois, ils peuvent créer des sensations étranges pour quelqu'un qui n'y est pas habitué : tremblements, impression de chaleur ou de froid, fatigue, lourdeur du membre… Il ne faut pas avoir peur de ces sensations ; au contraire, elles sont un signe que votre corps s'éveille, que les régions musculaires figées s'ouvrent à l'énergie de vie, que votre corps vous tient un langage différent. Écoutez ces sensations, laissez-les agir et laissez votre corps respirer. Il est recommandé de se réserver des temps d'arrêt et de faire le mouvement en plusieurs étapes, en respirant à son rythme. Lorsque le mouvement est terminé, reposez le membre au sol et laissez libre cours aux sensations kinesthésiques, visuelles ou auditives.

Un mouvement d'ouverture implique un abandon de la part du participant. La respiration non forcée, l'aisance, la liberté, le relâchement et le recueillement sont les qualités des mouvements d'ouverture.

Comment « aborder » la respiration ?

Avant d'aller plus loin, parlons un peu de la respiration, car plus vous avancez dans l'expérience de l'ouverture, plus la respiration devient importante. La respiration ne peut être enseignée, ni poussée ni forcée : elle ne peut qu'être découverte par la personne elle-même à travers les mouvements, de façon spontanée et non structurée. Vous n'apprenez pas à respirer. Vous découvrez la respiration. Vous n'entraînez pas votre corps à respirer de telle ou telle façon. Vous le laissez respirer.

La façon dont vous respirez – que ce soit du ventre, de l'abdomen ou uniquement de la cage thoracique, ou encore que vous preniez beaucoup d'air et en expulsiez peu, ou l'inverse – est associée inconsciemment à des schèmes émotifs et mentaux bâtis à l'intérieur de vous depuis longtemps. Pour des raisons physiques ou psychiques (ou les deux), vous avez développé une façon de respirer, et ce, inconsciemment. Cette structure respiratoire doit se dissoudre avant de passer à une nouvelle façon de respirer. Votre corps doit petit à petit apprendre par lui-même à retrouver une respiration libre, totale et ouverte, et ainsi permettre aux schèmes émotifs et mentaux qui lui sont associés de se transformer à leur rythme. La globalité de la personne est ainsi respectée. Imposer une nouvelle façon de respirer à quelqu'un, c'est mettre une structure par-dessus une autre structure, une cuirasse par-dessus une autre cuirasse : le corps et l'esprit se retrouvent ainsi doublement cuirassés. L'individu se retrouve très éloigné de lui-même.

La respiration thoracique est libérée lorsque le diaphragme (muscle situé sous les côtes et prenant ses insertions d'origine sur la 12e vertèbre dorsale et les 1re et 2e vertèbres lombaires) est dégagé de ses tensions et de ses mémoires anciennes. Cette respiration thoracique est toutefois dépendante du dégagement de deux autres régions du corps, la région du bassin et celle du crâne. La région du bassin est libérée lorsque le périnée (muscle situé entre le coccyx et le pubis) est dégagé de ses tensions ; ce muscle agit comme un diaphragme pour le bassin. La région du crâne, à son tour, est libérée lorsque la membrane recouvrant le cervelet est dégagée de ses tensions.

Les mouvements d'ouverture ont pour but d'aider l'individu à retrouver sa propre respiration en dégageant les muscles et le tissu conjonctif. Il n'y a pas à respirer de telle ou telle façon pour que le mouvement soit efficace ; il faut simplement laisser le corps respirer.

Maintenant étendez-vous au sol, prenez une profonde inspiration et expirez. Observez où votre corps respire et où il ne respire pas. Recommencez quelques fois. Votre bas-ventre se gonfle-t-il à l'inspiration ? Votre abdomen (région située entre le nombril et la cage thoracique) se gonfle-t-il à l'inspiration ? Votre cage thoracique se gonfle-t-elle à l'inspiration ?

Est-ce que les trois régions se gonflent une à la suite de l'autre, comme une vague qui part du pubis et monte tranquillement jusqu'au crâne ? (Figure 6)

Observez. Ne jugez pas ce que vous voyez. Observez en toute simplicité.

Il se peut que ce soit le ventre qui se gonfle (Figure 7), ou la cage thoracique (Figure 8), ou seulement l'abdomen, ou encore le ventre qui

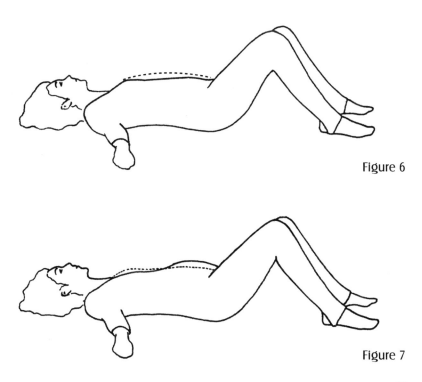

Figure 6

Figure 7

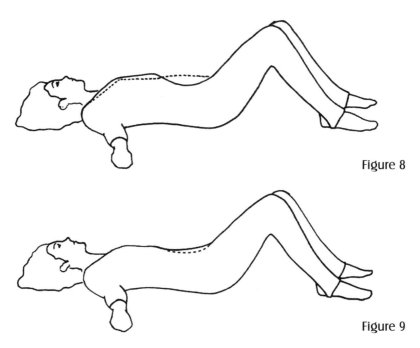

Figure 8

Figure 9

se gonfle et se dégonfle pour permettre à l'abdomen et à la cage de se gonfler (Figure 8).

Étudiez une dernière fois votre respiration en vous aidant de vos mains, une sur le ventre ou l'abdomen, l'autre sur la cage thoracique.

Maintenant expirez en profondeur et regardez comment vous expulsez l'air.

Est-ce que votre cage thoracique s'affaisse? Est-ce que votre abdomen se renfonce? Est-ce que votre ventre se rétracte dans la cuvette du bassin? (Figure 9) Est-ce que vous n'abaissez que le ventre tout en gardant la cage thoracique soulevée? (Figure 10) Ou l'inverse, c'est-à-dire que vous affaissez la cage thoracique, le ventre restant gonflé? (Figure 11) Est-ce que votre cage thoracique s'affaisse doucement, puis l'abdomen, puis le ventre, tel le reflux d'une vague qui va se frapper contre le rocher de votre pubis? (Figure 11)

Observez. Maintenant oubliez tout et laissez votre corps redécouvrir sa propre respiration.

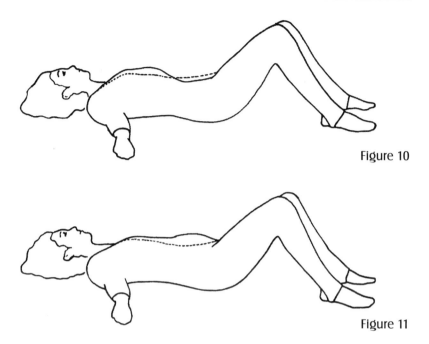

Figure 10

Figure 11

Comment « aborder » la douleur ?

La douleur ressentie à l'exécution des mouvements d'ouverture peut être de deux ordres. Il y a d'abord la douleur exercée par la pression de la balle dure sur le muscle. C'est un signe que le muscle est très contracté et qu'il a besoin d'être massé. Si cette douleur persiste, changez de balle et utilisez les balles en caoutchouc ou les balles mousse qui vont masser le fascia, c'est-à-dire l'enveloppe musculaire, plutôt que le muscle lui-même et, plus tard, vous pourrez utiliser les balles dures.

L'autre type de douleur est celle qui est suscitée par le mouvement lui-même. Cette douleur peut être « apprivoisée ». Vous avez le choix d'arrêter le mouvement dès que vous sentez une douleur ou de poursuivre le mouvement lentement en « accueillant » cette partie de votre corps qui souffre.

La douleur peut vous surprendre. Il s'agit d'accueillir cette douleur, de vous dire « Oui, c'est vrai, j'ai mal » et, tout en poursuivant lentement le mouvement et en respirant, de laisser cette douleur vous parler soit en mots, soit en images. Laissez-lui le temps de vous dire ou de vous faire voir son contenu. Respirez et laissez circuler ces images, ces mots. Donner libre cours à cette douleur, c'est l'apprivoiser. Lorsque vous jugez que vous en avez assez, cessez le mouvement. Vous pourrez le reprendre le lendemain, et ainsi de suite jusqu'à ce que la douleur se dissipe. Cela fonctionne. C'est ainsi que, dans mon cheminement personnel d'autoguérison, j'ai abordé mes plus grosses douleurs arthritiques.

Un comportement à éviter : vous commencez un mouvement d'ouverture, vous avez mal et vous vous fâchez contre le mouvement ou contre cette partie de votre corps qui vous fait mal ; vous vous mettez en colère, puis vous faites le mouvement brusquement, avec acharnement. La douleur augmente et vous vous jugez : « Ce mouvement si ridicule m'occasionne tellement de douleurs. » Vous enlevez la balle et peut-être désirez-vous la lancer au bout de vos bras. C'est une réaction intéressante, certes, mais vous n'avez toujours pas rencontré cette partie de votre corps, je dirais cette partie de vous qui a mal. Ce comportement ne sert pas à grand-chose, sauf à soulever une colère contre vous-même.

Il n'y a pas que la douleur qui soit ressentie dans les mouvements d'ouverture. Il y a la joie, la détente, l'ouverture, la respiration qui se libère, l'énergie vitale qui se remet à circuler. C'est merveilleux !

Voici quelques mouvements d'ouverture. Ces mouvements s'enchaînent de telle façon que vous vous sentiez équilibré à la fin de la séance. Quand devez-vous arrêter le mouvement ? Quand vous sentez que c'est assez.

1-1.1 Mouvement: hanches

Région du corps à découvrir: dans ce mouvement, vous aurez besoin de voir où se trouvent les os de vos fesses (les ischions). Pour vous aider à les découvrir, asseyez-vous par terre et mettez vos mains sous vos fesses; les os pointus que vous sentez sont les ischions. Étendez-vous au sol tout en gardant la main sur vos ischions; ainsi, vous pourrez y mettre les balles plus facilement.

Outils: balles de tennis, balles de caoutchouc, petites et grosses balles mousse.

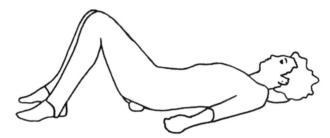

1-1.1 Position

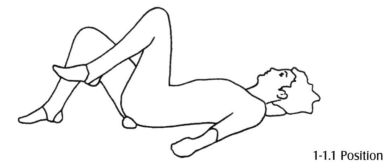

1-1.1 Position

49

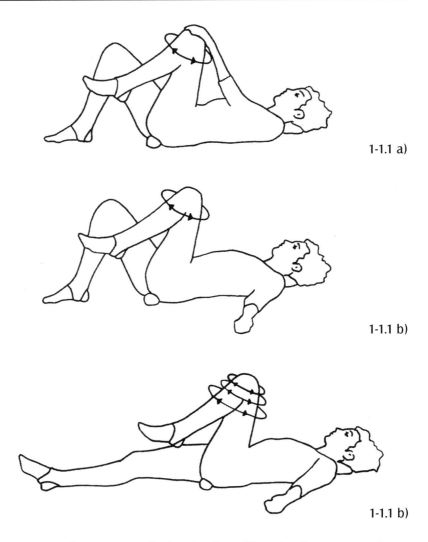

1-1.1 a)

1-1.1 b)

1-1.1 b)

Position : couchez-vous sur le dos, jambes allongées. Prenez conscience de votre corps dans cette position. Sentez les différentes parties de votre corps en contact avec le sol. Sentez comment votre bassin et votre tête, vos jambes, vos épaules et vos bras reposent sur le sol ; prenez conscience de votre respiration. Mettez une grosse balle mousse sous la tête seulement si la position de votre tête au sol est inconfortable ; fléchissez vos jambes et tentez d'aligner vos talons avec les os de vos fesses en gardant vos pieds parallèles. Gardez les genoux écartés à la largeur de votre bassin.

Mettez une balle de tennis sous l'os de votre fesse gauche (si c'est douloureux, essayez d'autres balles : de caoutchouc ou de mousse). Agrippez votre genou gauche avec votre main gauche. Ramenez votre genou gauche vers la poitrine sans tenter de poser la cuisse sur la poitrine. Si cette position crée une tension dans le bas de votre dos, relâchez un peu votre genou avec votre main gauche de façon à éviter que votre dos se contracte.

Mouvement :

a) Laissez votre jambe fléchie reposer lourdement dans votre main, et de votre main guidez la jambe fléchie dans un mouvement de cercle dans l'espace, dans le sens où le mouvement est le plus facile à faire ; imaginez que le mouvement part de la pointe de votre genou. La jambe, du genou au pied, pend. Le pied est détendu. Vous respirez et vous relâchez toutes les autres parties de votre corps : mâchoires, visage, épaules, etc. Respirez à votre rythme.

Attention : ce mouvement peut être exécuté la jambe droite allongée sur le sol. Par contre, si vous sentez que votre dos tire et est tendu quand vous allongez la jambe droite sur le sol, gardez-la fléchie et continuez les mouvements de cercle dans le sens où le mouvement est le plus facile à faire. Vous pouvez faire de grands, de moyens ou de petits mouvements tout en traçant des cercles au-dessus de l'articulation de la hanche. Lorsque vous avez terminé le mouvement, enlevez la balle, allongez les jambes sur le sol et observez comment vous percevez vos jambes et vos fesses. Comparez la jambe droite à la gauche, leur position, la sensation de leur poids et la façon dont elles reposent au sol. Jusqu'où ressentez-vous l'effet du mouvement ? Comparez vos deux épaules.

b) Reprenez le même mouvement avec la balle sous l'ischion droit et faites la rotation du genou droit sans le tenir avec la main pour expérimenter le mouvement d'une façon différente.

Effets recherchés : dégagement de l'articulation de la hanche, du bas du dos, des muscles des jambes et des fesses. Irrigation[1] de la région du pubis et de la jambe. Aide l'assise et l'enracinement. Agit sur la cuirasse pelvienne.

1-1.2 Mouvement : épaules

Région du corps à découvrir : vos trapèzes (muscles du haut du dos et de l'arrière du cou qui relient les omoplates à la colonne vertébrale et la base du crâne aux épaules).

Outils : grosse balle mousse ou balle de tennis, balle en caoutchouc ou petite balle mousse.

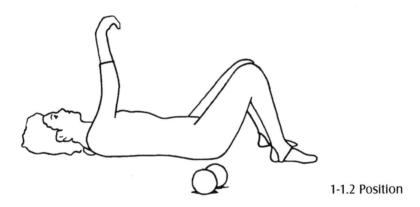

1-1.2 Position

Position : couchez-vous sur le dos et fléchissez les deux jambes. Alignez les talons avec les os des fesses. Mettez une grosse balle mousse sous la tête, si nécessaire. Mettez une balle de tennis sous le trapèze droit.

---

1. Irrigation, ici, veut dire augmentation de la circulation sanguine. Cela apporte une sensation de chaleur, peut-être aussi des picotements, signes d'une plus grande circulation sanguine.

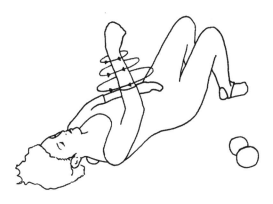

1-1.2 a)

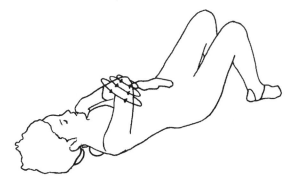

1-1.2 b)

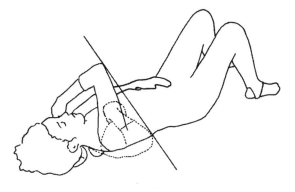

1-1.2 c)

Si c'est douloureux, utilisez une balle en caoutchouc ou une petite balle mousse. Amenez le bras droit vers le plafond, laissez votre main pendre au bout de votre bras et laissez votre épaule se relâcher.

Mouvement :

a) Remuez le bras dans un mouvement de cercle au-dessus de l'articulation de l'épaule. Les cercles peuvent être petits, moyens ou grands. Respirez à votre rythme et relâchez toutes les autres parties de votre corps (mâchoires, visage, bras et bassin) ; laissez votre corps respirer. Laissez-vous aller dans ce mouvement de cercle. Lorsque vous sentez que c'est assez, vous cessez le mouvement, vous enlevez la balle et vous déposez le bras au sol. Observez la façon dont l'omoplate, le bras et l'épaule reposent au sol et comparez avec le côté gauche de votre corps. Sentez-vous une différence ?

b) Reprenez le même mouvement (en mettant la balle sous le trapèze) du même côté, sauf que l'avant-bras est fléchi, la main repose en direction de la poitrine et les cercles se font avec la pointe du coude dans l'espace.

c) Déplacez le coude à gauche et à droite, dans un axe perpendiculaire à l'axe tête-pieds du corps. Laissez le coude se déplacer sur cette ligne horizontale imaginaire. Le mouvement vient du coude ; laissez l'épaule libre et laissez-la être entraînée par le mouvement du coude qui se déplace.

d) Faites les mêmes mouvements de l'autre côté.

Effets recherchés : dégagement de l'articulation de l'épaule, des muscles du cou et du bras. Dégagement de la respiration. Augmentation de la circulation sanguine dans le cou, le crâne, les bras et la région de la cage thoracique. Agit spécifiquement sur les cuirasses thoracique, du cou et de la gorge. Aide le centre d'énergie de l'amour, de l'affirmation et de la conscience.

1-1.3 Mouvement : hanches et épaules ensemble

Faites les deux premiers mouvements ensemble et amusez-vous à faire les cercles du genou et du coude en sens inverse des cercles du bras.

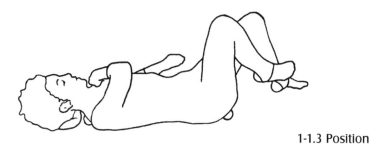

1-1.3 Position

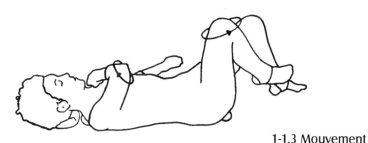

1-1.3 Mouvement

Effets recherchés : les mêmes que ceux que l'on recherche en faisant les mouvements 1 et 2. Libération des muscles du dos. De plus, développement de la coordination. Améliore la relation entre la polarité du crâne et du bassin inférieur et supérieur, ouvre l'énergie du cœur et l'énergie qui circule dans le bassin et dans le sexe. Aide le corps à unifier l'énergie sexuelle et l'énergie du cœur.

1-1.4 Mouvement : bas du dos et crâne

Outils : deux grosses balles mousse.

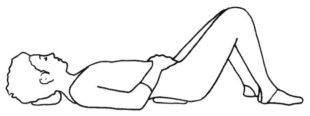

1-1.4 Position et mouvement

Position : couchez-vous sur le dos et fléchissez les deux jambes. Mettez une grosse balle mousse sous le bassin et une autre grosse balle mousse sous le crâne de façon que vous soyez très à l'aise.

Mouvement : abandonnez votre bassin sur la grosse balle mousse. Relâchez les muscles à l'intérieur de vos cuisses. Laissez la balle supporter votre bassin. Même chose pour la tête. Fermez les yeux et reposez-vous. Laissez votre visage se détendre et respirez lentement à votre rythme dans la trajectoire située entre les deux grosses balles. Relâchez les muscles à l'intérieur des cuisses, les muscles du sexe et de l'anus. Relâchez les mâchoires, les lèvres et la langue. Laissez-vous aller à la détente. Laissez-vous aller, tout simplement. Laissez votre corps respirer.

Effets recherchés : détente profonde lorsque le mouvement est fait assez longtemps. Préparation au sommeil. Dégagement des muscles du visage. Augmentation de l'irrigation du crâne et du bassin. Détente du dos sur toute sa longueur. Relâchement de la nuque. Préparation à la méditation ou à la visualisation. Améliore la relation des deux pôles, le bas et le haut du corps, souvent considérés en médecine énergétique comme étant deux lacs d'énergie, le pôle supérieur nous aidant à nous relier à l'univers et le pôle inférieur, à la terre. Dégage les cuirasses oculaire et pelvienne, du cou et de la gorge.

1-2 Deuxième enchaînement:
ouverture des hanches et des épaules

Le deuxième enchaînement vous entraîne un peu plus en profondeur dans la libération des différentes couches musculaires. Cet enchaînement est constitué d'un seul mouvement.

1-2.1 Mouvement: hanches et épaules

Outils: balles de tennis, grosses et petites balles mousse.

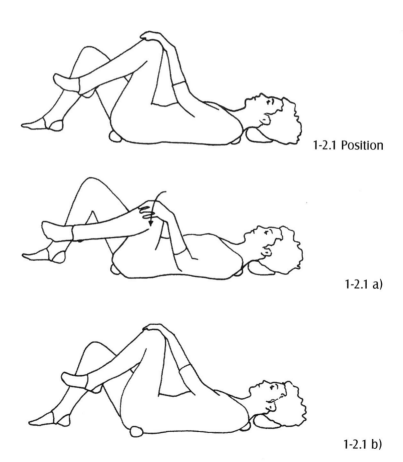

1-2.1 Position

1-2.1 a)

1-2.1 b)

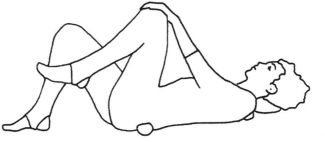

1-2.1 c)

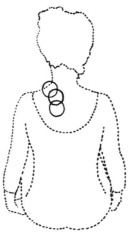

1-2.1 c) Placement des balles

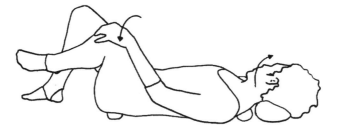

1-2.1 d)

Position: couchez-vous sur le dos et fléchissez les deux jambes. Placez la grosse balle mousse sous la tête, si nécessaire, et mettez une balle de tennis sous l'os de la fesse gauche. Mettez une balle de tennis sous le trapèze gauche. Amenez la jambe gauche sur la poitrine et tenez le genou avec la main gauche. Laissez la jambe devenir lourde dans la main. La jambe, du genou au pied, pend. Si possible, allongez la jambe droite au sol. Si le bas de votre dos est trop tendu, gardez la jambe droite fléchie.

Mouvement:

a) En expirant, laissez votre main gauche permettre à votre jambe gauche de s'ouvrir vers l'extérieur et de se détacher de votre bassin en maintenant tout le côté droit de votre corps au sol ; puis ramenez la jambe gauche vers le haut en inspirant. Faites ce mouvement plusieurs fois et gardez tout le reste de votre corps détendu. Attention aux mâchoires ! Ne forcez ni l'expiration ni l'inspiration. Mettez-y le moins d'effort possible.

b) Répétez ce mouvement, mais après avoir déplacé la balle de tennis sous l'ischion vers le côté externe de la fesse gauche. Poursuivez le mouvement : à l'expiration, ouvrez la jambe gauche vers l'extérieur, en la laissant lourde dans la main qui la soutient, puis, à l'inspiration, ramenez-la à la verticale et, en même temps que vous faites ce mouvement, laissez la tête rouler vers la droite ; les yeux sont ouverts et suivent le mouvement de la tête. Ramenez la tête dans son axe lorsque vous ramenez la jambe dans son axe.

c) Même mouvement qu'en b), mais lorsque vous déplacez la balle de tennis sous le bord externe de la fesse, abaissez légèrement et progressivement l'autre balle qui est sous le trapèze.

d) Même mouvement de la jambe, en laissant rouler la tête du côté opposé en même temps que vous ouvrez la jambe vers l'extérieur.

e) Enlevez les balles, allongez les jambes au sol et laissez tout le côté gauche reposer au sol. Comparez le côté gauche au côté droit.

f) Refaites le même enchaînement pour le côté droit.

Effets recherchés : assouplissement des hanches, des jambes et des épaules. Irrigation des couches profondes du bassin, du cou et du crâne.

Si, après cet enchaînement, le bas de votre dos est encore arqué, terminez l'enchaînement par le mouvement 1-1.4.

1-3.1 Mouvement: dos, colonne vertébrale, épaules et hanches

Outils: bâton mousse, grosse balle mousse et petites balles mousse au besoin.

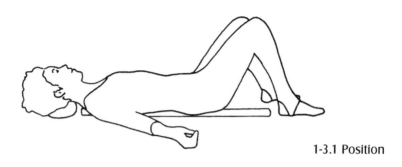

1-3.1 Position

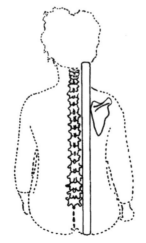

1-3.1 Placement du bâton

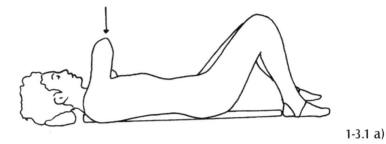

1-3.1 a)

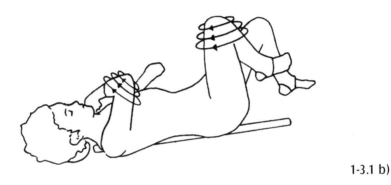

1-3.1 b)

Position : couchez-vous sur le dos et fléchissez les jambes. Placez le bâton mousse à droite de votre colonne vertébrale (entre l'omoplate et la colonne vertébrale). Un bout du bâton doit dépasser légèrement le haut de l'épaule et l'autre, l'os de la fesse. Alignez le talon du pied droit avec le bâton. Mettez une grosse balle mousse sous le crâne, si nécessaire. Tout le côté droit de votre corps est soulevé, car il repose sur le bâton, et le côté gauche repose au sol. Si cette position est douloureuse, enlevez le bâton et ne faites le mouvement qu'avec la gaine de caoutchouc mousse qui enveloppe le bâton.

Mouvement : pendant quelques secondes, respirez dans cette position. Laissez les muscles de votre dos s'adapter au bâton et respirez profondément, sans toutefois forcer votre respiration.

a) Soulevez lentement le bras droit vers le plafond et fléchissez l'avant-bras. Le coude est pointé vers le plafond, l'avant-bras pend vers la cage thoracique. Relâchez l'épaule droite vers le sol. Laissez le bâton se faire une place entre votre omoplate droite et la colonne vertébrale. Respirez.

b) Amenez maintenant la jambe droite fléchie vers la poitrine, tout en restant à l'aise. Respirez et commencez à dessiner des cercles dans l'espace avec le genou droit et le coude droit. Prenez votre temps, et si un de vos membres se fatigue, posez-le sur le sol pendant quelques secondes, puis recommencez.

Lorsque vous avez terminé, posez sur le sol votre pied droit ainsi que votre bras droit et enlevez le bâton. Allongez tout votre corps au sol et comparez le côté droit au côté gauche. Respirez et comparez votre façon de respirer du côté droit par rapport à la façon dont vous respirez du côté gauche. Savourez les sensations de bien-être.

Effets recherchés : assouplissement et étirement de tous les muscles du dos. Dégagement des muscles de la respiration thoracique et pelvienne. Assouplissement des hanches, des épaules et du bassin. Dégage les cuirasses pelvienne, diaphragmatique et thoracique. Facilite la libre circulation entre le siège de l'énergie vitale, les émotions, l'affirmation et la conscience.

1-3.2 Mouvement : dos, colonne vertébrale

Outils : pour ce mouvement, il est sage de vous munir de petites balles mousse en plus du bâton mousse.

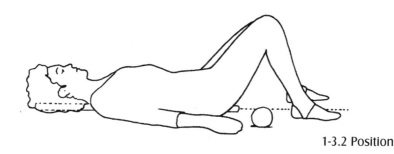

1-3.2 Position

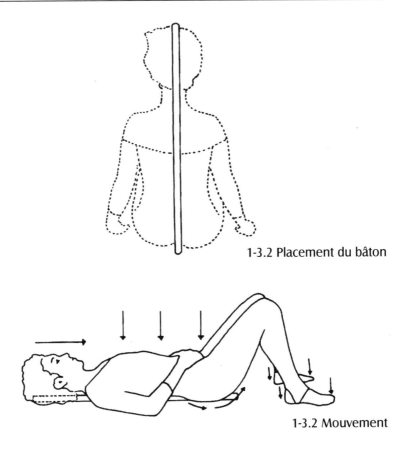

1-3.2 Placement du bâton

1-3.2 Mouvement

Position : couchez-vous sur le dos et fléchissez vos jambes. Mettez le bâton mousse directement sous la colonne vertébrale et la tête. Si vous ressentez une douleur (certaines vertèbres peuvent être sensibles), attendez quelques secondes. Si la douleur persiste, mettez les petites balles mousse entre le bâton et les vertèbres sensibles (mettez-en autant qu'il est nécessaire) ou bien utilisez seulement l'enveloppe du bâton.

Mouvement : laissez votre corps se détendre dans cette position. Laissez les deux côtés de votre corps se détendre et se déposer sur le sol. Relâchez les fesses et l'anus. Relâchez le visage, les mâchoires, les lèvres et les yeux. Observez quelles sont les régions de la colonne vertébrale qui sont en contact avec le bâton et quelles les régions ne le sont pas. En poussant sur le sol avec vos pieds et en expirant doucement, amenez tranquillement toute votre colonne vertébrale en contact avec le bâton, en basculant le pubis vers le nombril et le menton vers la poitrine ; relâchez à l'inspiration. Recommencez à l'expiration ; faites ce mouvement à quelques reprises et relâchez. Lorsque vous avez terminé, enlevez le bâton en roulant sur le côté. Il est normal que vous ressentiez de la douleur lorsque vous enlevez le bâton. Reposez-vous sur le sol et allongez vos jambes. Observez votre respiration, laissez les sensations circuler et reposez-vous quelques minutes avant de vous lever.

Effets recherchés : augmentation de l'énergie de tout le corps. Assouplissement de la colonne vertébrale et des muscles du dos. Irrigation de la colonne vertébrale et du corps en entier. Aide l'individu à s'unifier jusqu'au cœur de son corps.

Après ce dernier enchaînement, comment respirez-vous ? Jusqu'où va votre respiration ? La sentez-vous plus globale, plus entière ?

1-4.1 Mouvement: genou, cheville, mâchoires et ventre

Outils: 2 grosses balles mousse.

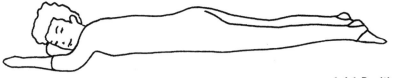

1-4.1 Position

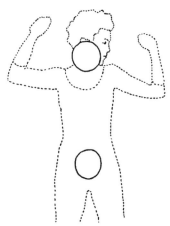

1-4.1 Placement des balles

Position: couchez-vous sur le ventre, tournez la tête et déposez la joue droite sur une grosse balle mousse (la balle mousse devrait recouvrir aussi l'articulation de la mâchoire; si la position de votre tête est inconfortable, utilisez une petite balle mousse). Installez vos bras de façon à être confortable. Mettez une grosse balle mousse sous le ventre (dans

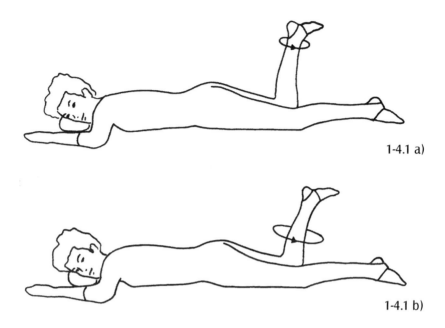

1-4.1 a)

1-4.1 b)

l'espace entre le nombril et le pubis). Cette position devrait enlever la cambrure du bas du dos. Si la cambrure est accentuée par cette position, remontez la grosse balle et mettez-la sous le nombril. Prenez le temps de rendre cette position confortable.

Mouvement :

a) Fléchissez la jambe droite en pliant le genou. Avec le pied, dessinez un cercle dans le sens où le mouvement est le plus facile à faire. Attention : la jambe, du genou à la cheville, ne bouge pas, mais le pied entraîne la cheville dans un mouvement circulaire. Respirez à votre rythme.

b) Lorsque vous avez terminé, reposez la jambe au sol, puis fléchissez-la de nouveau et, maintenant, faites des cercles avec la jambe (du genou au pied), toujours dans le sens où le mouvement est le plus facile à faire. Laissez la jambe lourde dans le mouvement de cercle. Respirez à votre rythme. Abandonnez-vous dans le mouvement. Lorsque vous avez terminé, roulez doucement sur le côté pour revenir sur le dos. Restez complètement allongé au sol. Comparez tout le côté droit de votre corps du côté gauche. Vous pouvez vous lever et marcher. Observez comment vous marchez du côté droit par rapport au côté gauche. Comment percevez-vous le genou droit, la cheville, le pied et le cou ?

Maintenant, réinstallez-vous sur le ventre pour travailler l'autre côté, en posant la joue gauche sur la balle mousse.

Effets recherchés : assouplissement des genoux et des chevilles. Augmentation de l'élasticité des muscles des jambes. Dégagement des muscles du cou et de la mâchoire. Aide les deux pôles inférieur et supérieur. Dégage les cuirasses pelvienne, de la gorge et du cou. Améliore l'enracinement en général.

1-4.2 Mouvement : cou

Outil : grosse balle mousse.

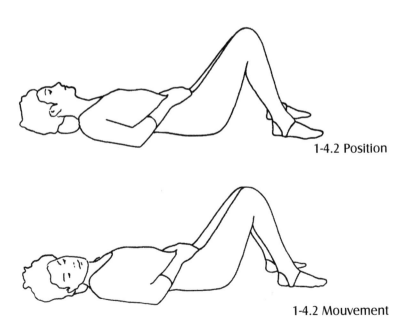

1-4.2 Position

1-4.2 Mouvement

Position : couchez-vous sur le dos et placez la grosse balle mousse sous la tête de façon que celle-ci soit légèrement basculée vers l'arrière, sans que cette position de la tête ne provoque de tensions dans la nuque.

Mouvement : fermez les yeux et laissez la tête rouler de gauche et de droite. Laissez-la pendre légèrement à gauche et à droite. Respirez à votre rythme. Faites le mouvement très lentement, comme si vous étiez au ralenti. Relâchez les mâchoires, les joues, les yeux et la langue. Abandonnez-vous dans ce mouvement et, si votre tête a envie de rester à droite, laissez-la reposer à droite. Faites la même chose du côté gauche, s'il y a lieu. Laissez-vous aller à flotter, à rêvasser.

Effets recherchés : augmentation de l'élasticité des muscles du visage. Repos des yeux. Dégagement des tensions de la nuque. Irrigation de tout le cou et du crâne. Soulagement des maux de tête et de la migraine, car le mouvement détend les muscles du crâne. Dégagement de la respiration. Incitation au sommeil. Repos du corps en entier. Dégage les cuirasses oculaire, thoracique et pelvienne ainsi que celle de la gorge et du cou. Facilite la libre circulation entre la tête et le bassin, et dirige ainsi l'énergie du bassin vers la tête, en passant par le cœur (le thorax).

Remarque : si, en faisant cet enchaînement de mouvements d'ouverture, on permet au corps de s'abandonner, on peut s'attendre à plus d'énergie vitale et à un allégement du besoin de tout contrôler. Ces mouvements facilitent l'ouverture des cuirasses d'identification, comme les cuirasses sociale et narcissique où l'individu s'identifie à une image sociale. Ils vont aider à se libérer, en surface, de la cuirasse du corps bâti, le corps édifié. À la longue, cet enchaînement aidera à libérer le nœud de l'être, là où se logent les cuirasses profondes. Si le corps est prêt, les mouvements d'ouverture permettent la libération de couches d'émotions ensevelies quelquefois dans l'inconscient.

2 *Les mouvements* d'étirement

Après avoir créé l'ouverture musculaire, c'est-à-dire aidé les muscles à retrouver leur fonction, vous pouvez maintenant passer aux mouvements d'étirement qui serviront à réaligner le corps dans ses axes et à défaire les rotations internes des membres. Presque tout le monde peut expérimenter ces mouvements, à condition que la musculature ait commencé à être dégagée par les mouvements d'ouverture. Seules les personnes souffrant d'arthrite et dont les articulations sont atteintes d'inflammation (le tissu conjonctif est enflammé, l'articulation gonflée, rouge et chaude) doivent éviter ces mouvements ; ces personnes peuvent consulter un thérapeute qui sait manipuler le tissu conjonctif. Par contre, elles pourront utiliser les mouvements d'étirement pour les régions non enflammées.

Dans les étirements en MLC©, nous utilisons un point fixe. Le point fixe est un point d'ancrage du corps au sol. Cet ancrage est souvent une articulation précise ou une région du corps que vous gardez le plus possible immobile, au sol ou sur l'instrument que vous utilisez dans votre étirement (balle de tennis, bâton, etc.). Ce point fixe est très important, car, sans cet ancrage, l'étirement ne se fait pas réellement. Nous utilisons aussi le point mobile ; en bougeant ce point, on crée l'étirement. Pour comprendre l'étirement en MLC©, il faut se rappeler que tous les muscles du corps sont attachés ensemble comme une chaîne et que, pour étirer cette chaîne, il faut maintenir une extrémité en position fixe (le point fixe) et faire bouger l'autre extrémité (le point mobile) en l'éloignant du point fixe et en alignant les articulations situées entre le point fixe et le point mobile. Ainsi, tous les muscles situés entre ces deux points sont étirés.

L'étirement idéal se présente ainsi : en même temps que vous éloignez le point mobile du point fixe, vous alignez les os sur un axe imaginaire qui passe entre ces deux points.

Prenons l'exemple de la jambe. Vous êtes couché au sol et vous fléchissez les deux jambes ; vous amenez la jambe droite sur la poitrine et vous la dépliez en poussant le talon vers le plafond. Ainsi, vous commencez à étirer votre jambe et, en plus, si vous voulez travailler de façon idéale, vous regardez votre jambe se déplier et :

- vous alignez le talon (point mobile) avec l'os de votre fesse (point fixe) et mettez votre pied sur un plan horizontal ;
- vous alignez le genou avec votre hanche et le deuxième orteil de votre pied ;
- vous essayez d'aligner toutes les articulations ainsi que vos points fixe et mobile.

Aligner réellement toutes les articulations est souvent très difficile ; il vaut mieux essayer de visualiser cette ligne lorsque vous faites votre étirement. Essayez surtout de procéder à l'alignement dans votre imagination, le corps suivra avec le temps.

Attention ! Dans cette méthode, un étirement demande un certain effort de concentration : il est nécessaire d'être à la fois conscient de sa respiration et des autres régions du corps pour ne pas les tendre. L'étirement ne se fait pas à n'importe quel prix, il se vit en conscience, vous n'êtes pas dans une classe de ballet ou de gymnastique classique. Il est important d'être à l'écoute de toutes les autres parties de votre corps et de respecter ainsi les muscles antagonistes aux muscles que vous étirez. Si vous reprenez l'exemple de l'étirement de la jambe, lorsque vous l'allongez en poussant votre talon vers le plafond, vous étirez tous les muscles de l'arrière de votre jambe et les muscles du devant réagissent ; c'est normal, car ils vont chercher à se contracter encore plus pour permettre à ceux de l'arrière de s'allonger. Qu'arrive-t-il lorsque les muscles du devant de votre cuisse sont déjà contractés et qu'ils sont figés comme dans un bloc ? Les muscles de l'arrière de la cuisse ne peuvent pas s'allonger, même d'un demi-centimètre ; vous allez immédiatement expérimenter la sensation d'être pris « comme dans un bloc ». C'est un signe que les muscles du devant de votre corps ont besoin d'être dégagés avant d'être étirés. Revenez alors aux mouvements d'ouverture qui libéreront les muscles de la cuisse, car si vous voulez coûte que coûte étirer quand même votre jambe, vous risquez d'entendre votre genou craquer. Traitez vos genoux avec douceur et ne forcez pas l'étirement si vos muscles n'y sont pas prêts.

Tout comme dans les mouvements d'ouverture, vous retrouverez ici des enchaînements de mouvements. Les mouvements d'étirement font partie du cœur d'une séance. Vous retrouverez au début, et parfois à la fin de ces enchaînements, des mouvements d'ouverture que vous avez déjà expérimentés ; ces mouvements servent à préparer la région du corps en y amenant une prise de conscience de votre part. N'ayez pas peur de répéter ces mouvements, car un mouvement n'est jamais vécu de la même façon.

2-1 Premier enchaînement: étirement des cuisses, des bras et des épaules

2-1.1 Mouvement: dos, colonne vertébrale, épaules et hanches

Voir le mouvement 1-3.1.

2-1.2 Mouvement: dos, cuisses

Outils: bâton mousse, grosse balle mousse.

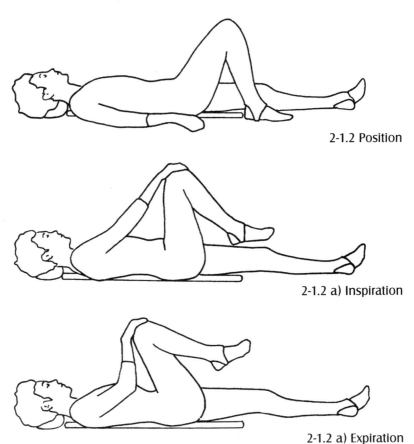

2-1.2 Position

2-1.2 a) Inspiration

2-1.2 a) Expiration

Position : couchez-vous sur le dos et placez le bâton à côté de la colonne vertébrale à droite ; le bâton dépasse légèrement l'épaule et l'os de la fesse, et passe entre l'omoplate et la colonne vertébrale. Fléchissez les deux jambes, alignez le talon du pied droit avec le bâton. Si vous le pouvez, allongez la jambe gauche et observez si le bas de votre dos est à l'aise ; s'il ne l'est pas, fléchissez de nouveau la jambe et maintenez-la fléchie tout au long du mouvement. Placez la grosse balle mousse sous la tête.

Mouvement :

a) Amenez la jambe droite vers vous et tenez le genou droit avec la main droite. Inspirez profondément et, en expirant, laissez votre main et votre bras tirer le genou vers vous (point mobile) ; tout le côté droit du tronc (point fixe) entre encore plus en contact avec le bâton. Relâchez à l'inspiration ; répétez le mouvement. Plus vous faites le mouvement à l'expiration, plus vous tentez de laisser toute la musculature de votre dos et de votre bassin entrer en contact avec le bâton en amenant le genou vers vous. Attention : ne contractez pas l'épaule droite. Relâchez votre visage et le côté gauche de votre corps. Prenez votre temps et ressentez le mouvement pour mettre le moins d'effort possible dans votre étirement. Lorsque vous sentez que vous en avez assez, cessez le mouvement et déposez le pied au sol, enlevez le bâton et allongez votre jambe droite. Comparez le côté droit au côté gauche, levez-vous et comparez les deux côtés en marchant.

b) Même chose pour l'autre côté.

Effets recherchés : dégagement des psoas (muscles profonds du bassin), allongement et assouplissement des muscles du dos et des cuisses, dégagement des muscles de la respiration. Facilite la circulation de l'énergie vitale dans tous les centres d'énergie du tronc. Dégage les cuirasses thoracique, abdominale et pelvienne. Ce mouvement est un excellent antidépresseur et, de plus, il calme le système nerveux central tout en facilitant l'enracinement.

2-1.3 Mouvement: bras et épaule

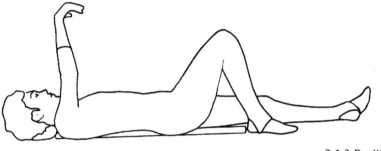

2-1.3 Position

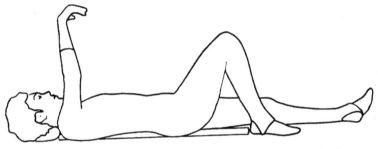

2-1.3 a) Inspiration

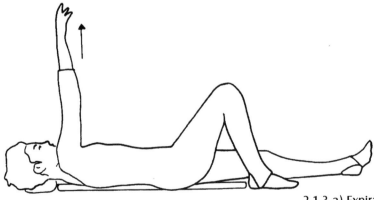

2-1.3 a) Expiration

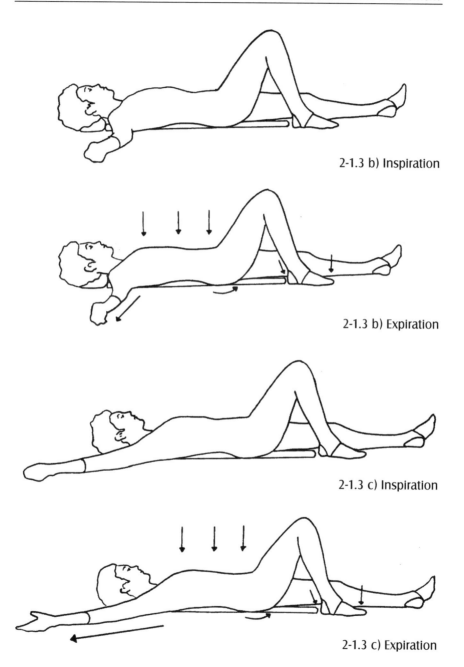

2-1.3 b) Inspiration

2-1.3 b) Expiration

2-1.3 c) Inspiration

2-1.3 c) Expiration

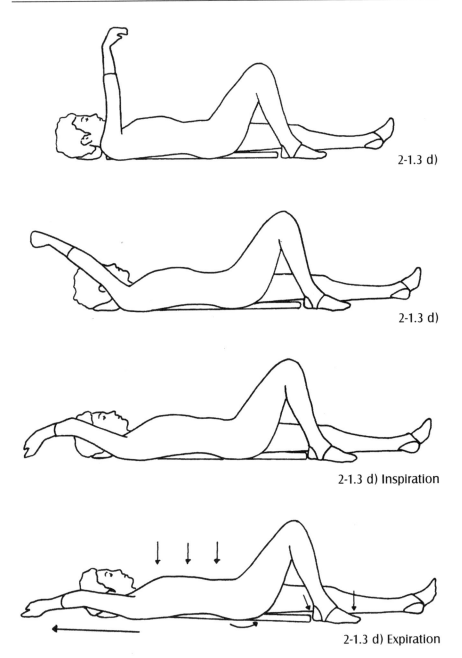

2-1.3 d)

2-1.3 d)

2-1.3 d) Inspiration

2-1.3 d) Expiration

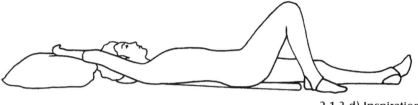

2-1.3 d) Inspiration

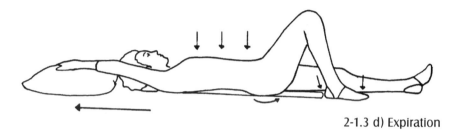

2-1.3 d) Expiration

Position : la même qu'au premier mouvement.

Mouvement :

a) Montez le bras droit vers le plafond et laissez l'épaule reposer sur le sol. Laissez le bâton prendre sa place entre l'omoplate et la colonne vertébrale. Respirez. Inspirez et, en expirant, imaginez que quelqu'un tire votre main et votre bras (point mobile) vers le plafond. Laissez la main et le bras être étirés vers le plafond, et maintenez la cage thoracique (point fixe) sur le bâton. Relâchez à l'inspiration. Recommencez en prenant votre temps ; laissez votre main, puis votre bras, être étirés vers le plafond à l'expiration. Relâchez à l'inspiration. Gardez votre visage et votre mâchoire détendus ainsi que tout le côté gauche de votre corps.

b) Posez maintenant votre bras au sol et mettez-le à la hauteur de votre épaule, le bras formant un angle de 90° avec votre corps. La paume de votre main est tournée vers le plafond. Inspirez et, en expirant, imaginez encore que quelqu'un tire sur vos doigts et votre main droite (point mobile). Laissez le bras (point mobile) être étiré dans cette position au sol. Maintenez le bras au sol tout en le laissant être étiré. Relâchez à l'inspiration. Recommencez en expirant, en imaginant que quelqu'un tire sur votre main ; laissez le bras être étiré et laissez l'épaule et l'omoplate se détacher de votre cage thoracique. La cage thoracique (point fixe) est toujours en contact avec le bâton. Toujours en expirant, laissez votre cage thoracique s'affaisser et, en vous aidant de l'appui de votre pied droit sur le sol, basculez votre bassin de façon que toute la région droite du dos vienne s'appuyer sur le bâton. À l'expiration, tout le côté droit de votre corps (point fixe) s'affaisse sur le bâton, pendant que votre bras (point mobile) est étiré et se détache du tronc. Recommencez ce mouvement plusieurs fois ; prenez votre temps pour sentir le travail à l'expiration.

c) Poursuivez en ouvrant l'angle entre le bras et le tronc à 120° et faites le même travail.

d) Remontez maintenant le bras vers le plafond et laissez-le pendre, sans le plier au coude, vers l'arrière près de votre oreille. Si l'épaule est douloureuse, laissez le bras pendre vers l'arrière sur un gros coussin. Inspirez et, en expirant, imaginez que quelqu'un vous tire la main et les doigts vers l'arrière. Laissez le bras être étiré. Relâchez à l'inspiration. Recommencez doucement. Le bras ne doit pas nécessairement toucher le sol. Expirez profondément et, pour cette étape, assurez-vous que vous abaissez votre cage thoracique. Lorsque vous avez terminé, enlevez le bâton et laissez reposer tout votre corps au sol. Comparez le côté droit au côté gauche, la position de vos épaules, omoplate et bras droit au sol. Maintenant levez-vous, marchez et essayez de sentir vos épaules dans l'espace. Allez voir dans un miroir et comparez la hauteur de votre épaule gauche à celle de l'épaule droite. (Étonnant, n'est-ce pas ?) Appréciez le résultat.

e) Recommencez au début pour étirer le bras gauche.

Effets recherchés : allongement de la chaîne musculaire postérieure, disparition des rotations internes de l'épaule et allongement du bras. Facilite l'ouverture de la cuirasse thoracique et, donc, du centre énergétique du cœur. Apaise les émotions en dégageant la cuirasse diaphragmatique et le plexus solaire. Aide les bras à retrouver leur fonction dans l'action de donner et de recevoir.

2-2 Deuxième enchaînement:
étirement des jambes

2-2.1 Mouvement: jambes

Outils: bâton, grosse balle mousse, balle de tennis.

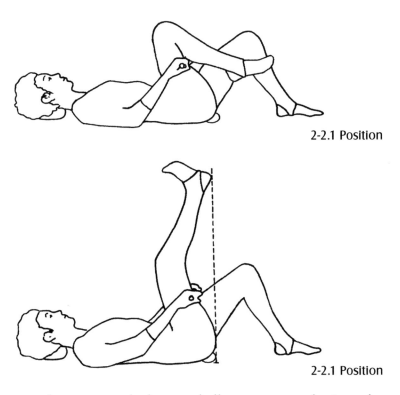

2-2.1 Position

2-2.1 Position

Position: couchez-vous sur le dos, une balle mousse sous la tête et les deux jambes fléchies. Amenez la jambe droite vers vous et mettez le bâton à l'arrière de votre cuisse; tenez-le avec les deux mains de façon que la jambe droite demeure sur la poitrine, avec souplesse, sans coincer l'articulation de la hanche. Mettez une balle de tennis sous l'os de la fesse droite.

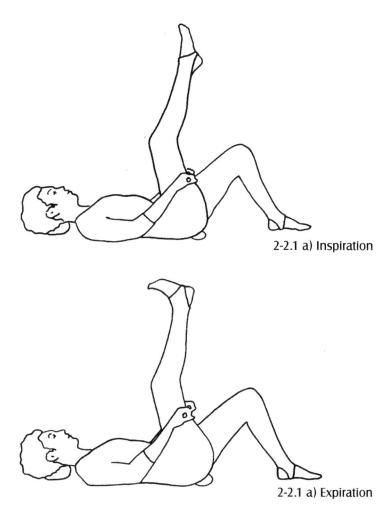

2-2.1 a) Inspiration

2-2.1 a) Expiration

Mouvement: point fixe: dos, bassin et os des fesses; point mobile: talon.

a) Dépliez la jambe vers le plafond jusqu'à sentir une résistance; gardez la jambe ainsi et, à l'inspiration, pointez les orteils vers le plafond; à l'expiration, pointez le talon; à l'inspiration, les orteils, à l'expiration, le talon, et vous recommencez plusieurs fois.

Respirez et relâchez toutes les autres parties de votre corps. Lorsque vous avez terminé, enlevez le bâton, allongez les jambes et comparez le côté droit avec le côté gauche.

b) Même position qu'en a), c'est-à-dire qu'il faut déplier de nouveau la jambe vers le plafond en pointant le talon (le talon reste à la verticale de l'ischion droit) ; dépliez la jambe jusqu'à sentir une résistance. Gardez votre jambe ainsi, inspirez et, à l'expiration, dépliez la jambe un peu plus, tout en maintenant votre dos et votre bassin au sol, et votre fesse sur la balle. Relâchez et laissez la jambe revenir à la position de départ ; inspirez et, à l'expiration, recommencez en essayant d'aller un peu plus loin. Vous dépliez la jambe jusqu'à rencontrer une résistance, vous inspirez et, à la prochaine expiration, vous dépliez encore un peu plus la jambe.

Plus vous faites le mouvement, plus vous essayez d'aligner le talon avec l'os de votre fesse, le genou avec le deuxième orteil de votre pied et avec l'articulation de la hanche. Il est très important que vous gardiez le dos, les épaules, les mâchoires, la langue et le visage détendus. Prenez votre temps et tentez d'amoindrir les résistances que vous sentez. Allez-y doucement. Expirez en profondeur en abaissant la cage thoracique, l'abdomen et le ventre. Lorsque vous sentez que c'est assez, vous cessez de faire le mouvement. Vous enlevez alors le bâton, vous allongez les jambes et vous comparez le côté droit du corps au côté gauche.

Attention aux jambes qui sont en hyper-extension ! Qu'est-ce qu'une jambe en hyper-extension ? C'est une jambe dont le genou est figé vers l'arrière, c'est-à-dire que pour donner une extension à la jambe, la personne utilise inconsciemment son genou au lieu d'employer les muscles extenseurs de la jambe. Si vous avez les jambes en hyper-extension (le genou barré), vous n'aurez pas de difficulté dans les mouvements d'étirement des jambes, car vous allez utiliser l'hyper-extension de votre genou, ce qui est à éviter. Le défi pour vous sera d'étirer vos jambes en utilisant les muscles de l'arrière de vos jambes et non pas vos genoux. Je vous recommande de fixer votre attention sur les points fixe et mobile, ainsi vous éviterez de créer l'extension de la jambe avec le genou, au détriment des muscles qui devraient le faire.

Effets recherchés : souplesse et allongement des jambes et de la chaîne musculaire postérieure ; facilite la position debout, souplesse des chevilles. Améliore l'enracinement et l'assise. Facilite la relation avec la terre et libère la cuirasse pelvienne.

2-2.2 Mouvement : devant des cuisses et cou

Outils : grosse balle mousse ou coussin, petite balle mousse.

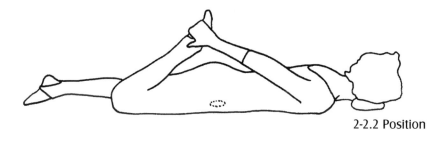

2-2.2 Position

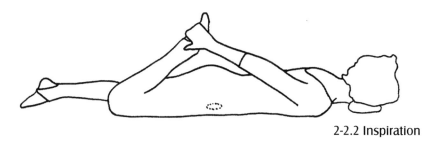

2-2.2 Inspiration

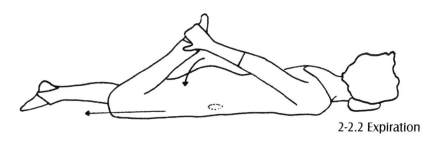

2-2.2 Expiration

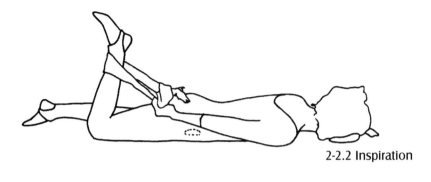

2-2.2 Inspiration

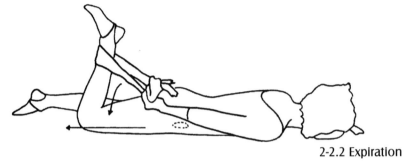

2-2.2 Expiration

Position : couché sur le ventre, joue droite sur une balle mousse ou un petit coussin. Petite ou grosse balle mousse sous le ventre, selon la cambrure du dos, pour vous permettre d'être confortable tout en évitant de trop creuser le bas du dos. L'os du pubis devrait être en contact avec le sol.

Mouvement : point fixe : devant de la cuisse au sol ; point mobile : bassin. Fléchissez la jambe et, avec la main droite, allez chercher le pied droit. Attention : s'il vous est impossible d'aller chercher votre pied droit avec votre main, utilisez un foulard reliant le pied droit à la main droite. Mettez un oreiller, s'il le faut, sous le ventre pour éviter toute compensation du bas du dos (creux du dos trop arqué). En maintenant cette position, relâchez l'épaule, le bras et la main qui tient le pied, alignez le genou et la cuisse dans l'axe de l'articulation de la hanche et respirez. Il est normal que vous sentiez beaucoup d'étirement sur le devant de la cuisse. Essayez de vous détendre tout en maintenant la position et respirez. Gardez cette position quelques minutes et, lorsque vous sentez que les muscles du devant de la cuisse prennent leur place au moment de l'étirement, inspirez et, à l'expiration, allez porter encore plus l'os de votre pubis au sol sans contracter les muscles de la fesse ; cela nécessite un léger basculement du bassin. À l'inspiration, relâchez, et recommencez à l'expiration. Puis cessez le mouvement, enlevez les balles mousse et restez étendu sur le ventre ; comparez tout le côté droit au côté gauche. Revenez ensuite sur le dos et, encore une fois, comparez le côté droit et le côté gauche. Levez-vous et marchez ; observez comment vous marchez à droite ; notez votre port de tête.

Effets recherchés : irrigation des organes internes du petit bassin, élongation des jambes, souplesse du bassin, port aisé de la tête, dégagement des muscles du cou et ouverture des épaules, dégagement des mâchoires. Facilite la position debout, dégage grandement les cuirasses du cou, ainsi que les cuirasses thoracique et diaphragmatique. En plus, ce mouvement facilite la relation avec la terre et l'énergie créatrice.

2-2.3 Mouvement : bascule du bassin, dos

Voir le mouvement 1-1.4.

2-3 Troisième enchaînement:
étirement du pli de l'aine (hanches) et des bras (épaules)

2-3.1 Mouvement: dos, bassin

Outil: aucun.

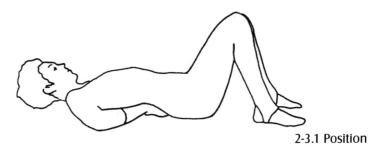

2-3.1 Position

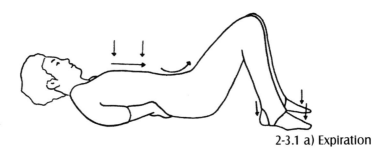

2-3.1 a) Expiration

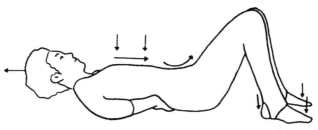

2-3.1 b) Expiration

Position : couché sur le dos, jambes fléchies et talons alignés avec les os des fesses. Observez la position de votre dos au sol et l'espace entre le creux du dos et le sol. Glissez votre main droite ou gauche sous le creux du bas du dos.

Mouvement : point fixe : pieds et jambes ; point mobile : bassin.
a) Par une légère pression des pieds sur le sol et en expirant, allez déposer le bas du dos sur votre main ou sur le sol ; étirez la colonne vertébrale. Relâchez à l'inspiration. Recommencez à l'expiration ; tout en écrasant le bas de votre dos au sol, sentez que l'os de votre pubis monte légèrement vers le plafond et que votre bassin bascule. Répétez le mouvement plusieurs fois sans faire d'effort.

b) Répétez le même mouvement et ajoutez l'étirement de la colonne cervicale en pointant le menton légèrement vers le sternum à l'expiration, les yeux dirigés vers les genoux. Relâchez les mâchoires et la langue.

Effets recherchés : allongement de la chaîne musculaire postérieure, du crâne au coccyx, dégagement des psoas. De plus, si le mouvement est fait en profondeur, il devient un excellent antidépresseur et apporte un sentiment de calme et de paix. Il ouvre les centres de la conscience (les os du crâne, le fascia des yeux, les mâchoires), de l'affirmation (région de l'ombilic) et du cœur (région thoracique). Il relie la conscience (la vision intérieure) avec l'énergie créatrice du ventre. Il aide à clarifier la pensée et à s'unifier.

2-3.2 Mouvement : hanches et épaules

Voir le mouvement 1-2.1.

2-3.3 Mouvement : pli de l'aine

Outil : balle mousse.

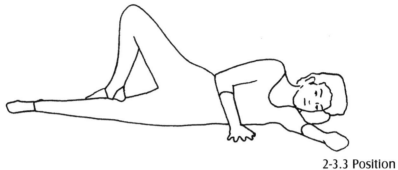

2-3.3 Position

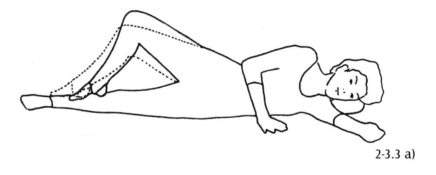

2-3.3 a)

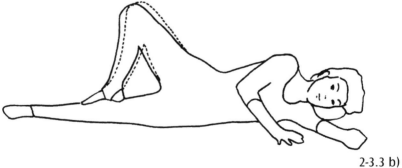

2-3.3 b)

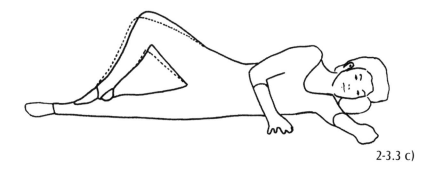

2-3.3 c)

Position : couché sur le côté gauche, votre tête repose sur la balle mousse et vos jambes sont dans l'alignement du corps ; la main droite, paume au sol près de la cage thoracique, est devant vous pour vous soutenir. Le bras gauche, à 90° du tronc, est allongé devant vous sur le sol. Fléchissez la jambe droite, allez déposer le pied droit sur l'intérieur de votre genou gauche ; le pied est aligné dans le sens de la jambe gauche. Le genou droit pointe vers le plafond. Si votre jambe droite s'ouvre difficilement vers le plafond, ne forcez pas. Évitez d'ouvrir votre jambe en creusant votre dos.

Mouvement : respirez et prenez quelques secondes pour vous habituer à cette position et pour prendre conscience de votre dos. Relâchez les mâchoires.

a) Glissez le pied droit sur l'intérieur de votre jambe gauche jusqu'à la cheville et, en mettant une légère pression avec le talon de votre pied droit, massez l'intérieur de votre jambe gauche. Respirez et gardez vos épaules et vos mâchoires détendues.

b) Point fixe : pied droit (celui sur la jambe gauche) et bassin ; point mobile : jambe fléchie.

Revenez à votre position de départ en a), inspirez et expirez en amenant le genou droit légèrement vers l'arrière. Ouvrez le pli de l'aine. Attention de ne pas basculer et rouler sur le dos. Relâchez à l'inspiration ; recommencez en expirant ; laissez le pli de l'aine droite s'ouvrir et se déployer sans creuser le dos ; relâchez en inspirant.

c) Points fixe et mobile : les mêmes qu'en **b)**.

Glissez votre pied droit de quelques centimètres vers la cheville gauche et recommencez le mouvement précédent. Inspirez et expirez en amenant le genou droit vers l'arrière, ainsi vous ouvrez le pli de l'aine à l'expiration. Relâchez à l'inspiration. Recommencez, en glissant le pied droit de quelques centimètres, et ainsi de suite, jusqu'à ce que le talon du pied droit rejoigne la cheville gauche.

Lorsque vous avez terminé le mouvement, reposez-vous au sol et comparez le côté travaillé avec l'autre. Marchez et comparez. Travaillez l'autre côté.

Effets recherchés : dégagement de l'articulation de la hanche, équilibre des muscles adducteurs (côté interne) et abducteurs (côté externe) de la cuisse, allongement de toute la musculature postérieure de la jambe et meilleure circulation sanguine dans la jambe. Facilite la libre circulation de l'énergie sexuelle dans la cuirasse pelvienne et dans le centre d'énergie de la base. Relie à la terre et à l'assise. Dégage les cuirasses oculaire, de la gorge et du cou.

2-3.4 Mouvement : bras, épaules

Outil : mince coussin pour la tête.

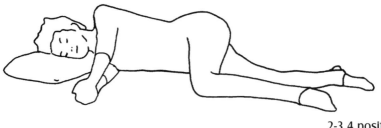

2-3.4 position

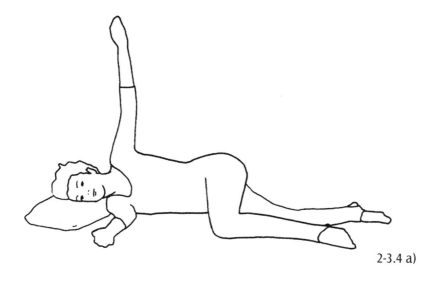

2-3.4 a)

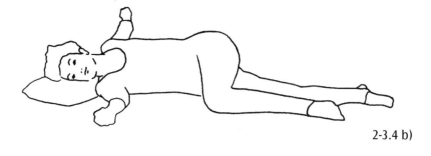

2-3.4 b)

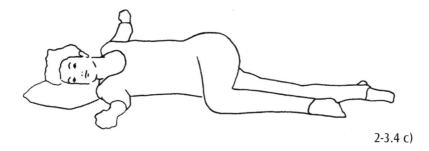

2-3.4 c)

Position : couchez-vous sur le côté droit, le bras droit à angle droit avec votre corps et le bras gauche par-dessus le bras droit. La tête repose sur un mince coussin et la jambe gauche est fléchie devant la droite.

Mouvement :

a) Inspirez en levant le bras gauche vers le plafond et, à l'expiration, ramenez-le sur le bras droit ; répétez plusieurs fois le mouvement en laissant le bras gauche lourd. Prenez le temps de sentir votre mouvement. Sentez qu'en ouvrant le bras gauche en inspirant, vous amenez votre respiration jusque dans votre poumon gauche. Relâchez la tête sur le coussin et respirez.

b) Point fixe : votre tronc ; point mobile : votre bras.

En inspirant, amenez votre bras gauche vers le plafond et continuez le mouvement d'ouverture. Expirez et laissez le bras pendre vers l'arrière en imaginant que vous voulez toucher quelqu'un qui serait derrière vous. Restez sur le côté droit de votre corps et laissez le bras pendre. Relâchez les mâchoires et laissez la tête pendre sur le coussin. Inspirez en remontant le bras vers le plafond, expirez en le ramenant par-dessus le bras droit. Recommencez ; plus vous répétez le mouvement, plus vous laissez le bras pendre vers l'arrière, tout en restant sur le côté droit de votre corps.

c) Points fixe et mobile : les mêmes qu'en b).
Laissez le bras pendre derrière vous et respirez ; laissez l'étirement agir. Plus vous respirez, plus le bras pend vers l'arrière. Attention : ne forcez pas l'étirement, n'essayez pas de porter le bras au sol. Respectez vos muscles et leur rythme d'élongation. Lorsque vous sentez que c'est assez, roulez sur le dos.
Comparez le côté droit au côté gauche. Marchez et comparez. Vous regarder dans le miroir peut être intéressant.

Effets recherchés : irrigation du cou et de la tête ; correction de la rotation interne des bras et des épaules, amélioration de la circulation sanguine et énergétique, dégagement de la cage thoracique ; ouverture des poumons, respiration plus profonde. Facilite l'ouverture du cœur, aide à dégager les cuirasses thoracique, diaphragmatique, oculaire et celles de la gorge et du cou. Ce mouvement crée une circulation d'énergie entre les centres de la gorge, du cœur et du plexus.

2-3.5 Mouvement : pli de l'aine

Outil : aucun.

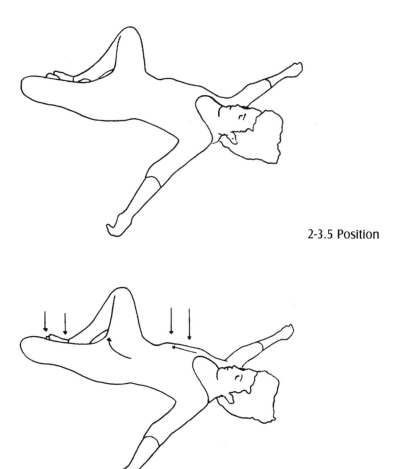

2-3.5 Position

2-3.5 a) Expiration

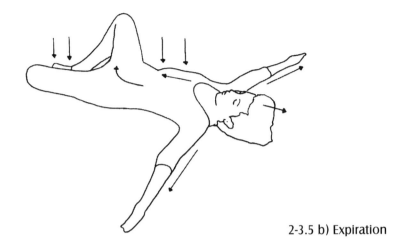

2-3.5 b) Expiration

Position : couchez-vous sur le dos, les jambes fléchies. Laissez vos jambes s'ouvrir vers l'extérieur, les plantes des pieds collées ensemble ; les jambes sont ouvertes et tombantes. Les bras sont en croix, les paumes des mains tournées vers le plafond.

Mouvement: point fixe : pieds et jambes. Point mobile : bassin. Respirez dans cette position ; laissez vos jambes s'ouvrir, laissez les plis de l'aine s'ouvrir, laissez les muscles à l'intérieur de vos cuisses s'étirer. Relâchez les mâchoires, les lèvres et la langue, puis respirez.

a) Inspirez profondément, expirez et, en poussant sur le sol avec le bord externe de vos pieds, allez poser le bas de votre dos au sol tout en laissant vos jambes pendre et s'ouvrir. Faites monter votre pubis légèrement vers le plafond pendant que votre bassin et le bas de votre dos se collent au sol.

b) Reprenez le mouvement de bascule du bassin et, en même temps, imaginez que quelqu'un vous tire par les mains ; laissez vos bras être étirés en les maintenant au sol ; relâchez à l'inspiration. Reprenez l'étirement lentement, essayez de sentir tous vos muscles travailler. Expirez en profondeur. Lorsque vous en avez assez, vous relâchez. Remontez lentement une jambe après l'autre. Laissez les muscles trembler, le cas échéant. Allongez les jambes, ramenez les bras près du corps et reposez-vous. Laissez l'énergie circuler. Si le bas de votre dos tire, terminez l'enchaînement par le mouvement 1-1.4.

Effets recherchés : irrigation du bassin, étirement de la colonne vertébrale et cervicale. Facilite la circulation de l'énergie sexuelle et la libération de la libido ; peut amener un sentiment d'unité et de totalité et donner de l'énergie ; excellent antidépresseur.

2-4.1 Mouvement : dos

Outil : aucun.

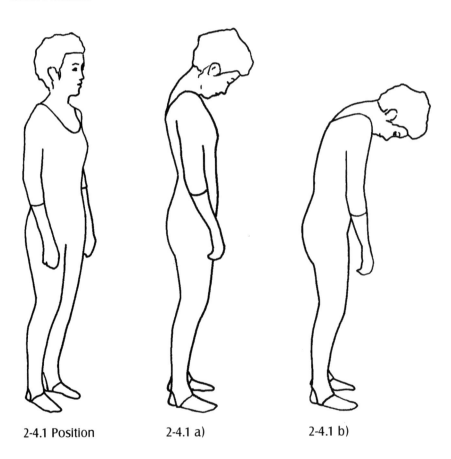

| 2-4.1 Position | 2-4.1 a) | 2-4.1 b) |

Position : debout, pieds parallèles, talons alignés, jambes écartées à la largeur du bassin ; bien sentir ses pieds en contact avec le sol ; genoux souples.

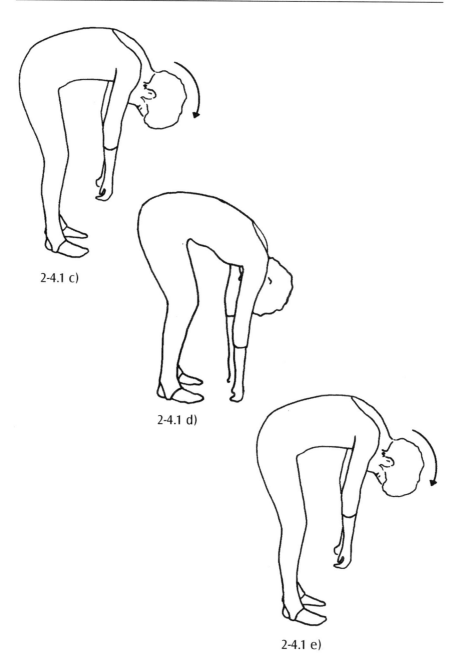

2-4.1 c)

2-4.1 d)

2-4.1 e)

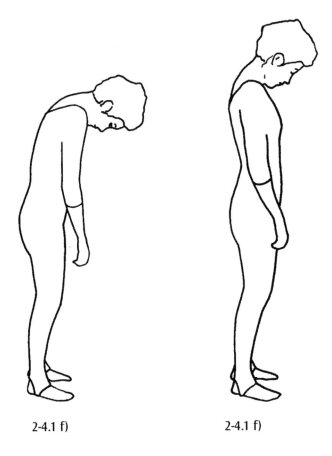

2-4.1 f)   2-4.1 f)

Mouvement : point fixe : pieds, jambes et bassin ; point mobile : tête, épaules, bras et tronc.

a) Inspirez et, à l'expiration, laissez la tête pendre doucement comme une pomme au bout de sa tige ; respirez.

b) Laissez les épaules et les bras pendre, laissez les épaules s'enrouler sur le haut du tronc.

c) Chaque fois que vous expirez, laissez la tête, par sa lourdeur, attirer les épaules vers le sol ; les bras pendent comme les bras d'une poupée de chiffon. Laissez le dos s'enrouler.

d) Inspirez et, à chaque expiration, descendez de plus en plus bas. Laissez le dos se voûter de plus en plus. Imaginez que vos vertèbres s'enroulent les unes sur les autres. Laissez les jambes vivre leur étirement. Laissez votre dos s'allonger en vous aidant de la force gravitationnelle, jusqu'à ce que vos mains touchent le sol. Laissez la tête pendre. Il est très important de laisser la tête pendre. Laissez les épaules pendre. Laissez les bras et le dos pendre. Lorsque vos doigts touchent le sol, inspirez profondément et expirez. Gardez les yeux ouverts. Inspirez et expirez profondément en rentrant les muscles du ventre dans la cuvette du bassin à l'expiration. Respirez librement. Prenez votre temps. Observez qu'à chaque respiration, votre dos continue de s'allonger.

Remarque : il est normal que vous sentiez de la fatigue dans vos jambes ; laissez-les trembler, n'ayez pas peur. Gardez les genoux souples. Il ne faut jamais bloquer vos genoux en hyper-extension pour éviter les tremblements.

e) Remontez lentement ; imaginez que vous remettez, une après l'autre, une vertèbre sur l'autre. Utilisez l'inspiration pour remonter. Remontez en laissant toujours pendre les parties du corps qui sont encore enroulées. Remontez une section après l'autre : le dos, les épaules, les bras et finalement la tête, pour éviter les étourdissements une fois que les épaules sont revenues à leur place.

f) Attendez quelques secondes avant de remonter la tête. Les yeux sont toujours ouverts. Lorsque la tête est revenue en place et que le regard est à l'horizontale, secouez les jambes et marchez.

Effets recherchés : accroissement de l'énergie ; assouplissement du dos, allongement de la chaîne musculaire postérieure et amélioration de la posture debout. Excellent antidépresseur, améliore l'enracinement et la relation avec la terre. Le mouvement dégage toutes les cuirasses de la tête jusqu'au bassin s'il est exécuté très lentement, consciemment et non mécaniquement.

2-4.2 Mouvement : cou, dos, travail des abdominaux

Outil : aucun.

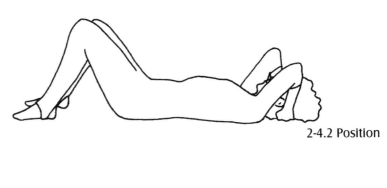

2-4.2 Position

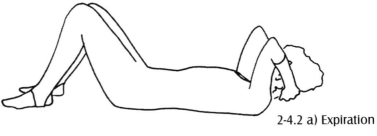

2-4.2 a) Expiration

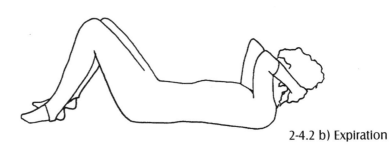

2-4.2 b) Expiration

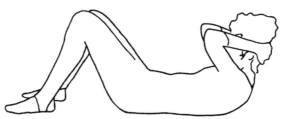

2-4.2 c) Expiration

Position : couchez-vous sur le dos, les jambes fléchies, les pieds parallèles ; mettez les mains en coupole sous la tête ; les coudes pointent vers le plafond.

Mouvement :

a) Respirez dans cette position, laissez la tête lourde à l'intérieur des mains. Inspirez profondément ; à l'expiration, laissez vos bras et vos mains soulever votre tête pour aller regarder vos jambes. Expirez lentement et en profondeur, amenez votre expiration jusque dans le fond de votre bassin. Les muscles du cou ne doivent pas travailler ; ce sont les abdominaux qui doivent faire l'effort.

b) Revenez au sol en inspirant ; recommencez le mouvement à l'expiration. Faites-le plusieurs fois lentement. Attention, ce n'est pas de la gymnastique. Faites le mouvement en le ressentant.

c) Au fur et à mesure que vous vivez le mouvement, vous pouvez aller de plus en plus loin. Au début, vous laissez les mains et les bras ne soulever que la tête ; par la suite, vous les laissez soulever la tête et les épaules ; et puis, plus tard, la tête, les épaules et le tronc. En inspirant, revenez à votre position initiale.

Remarque : si le mouvement est trop exigeant, prenez des temps de repos et recommencez. Lorsque vous cessez le mouvement, laissez l'énergie circuler.

Repos : mettez une grosse balle mousse sous la tête et reposez-vous, fermez les yeux, gardez les mâchoires détendues.

Effets recherchés : dégagement des tensions des muscles du cou, tonification des abdominaux par l'allongement du dos. Améliore la communication entre tous les centres d'énergie. Dégage profondément toutes les cuirasses, si le mouvement est exécuté lentement et en profondeur. Il améliore la libido.

2-4.3 Mouvement : abdominaux, dos, cou et visage

Outil : aucun.

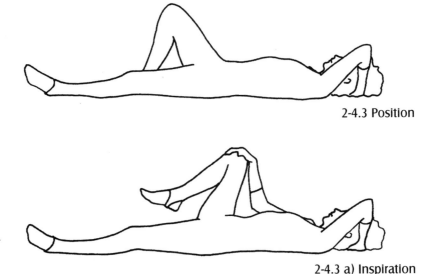

2-4.3 Position

2-4.3 a) Inspiration

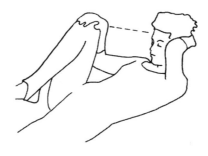

2-4.3 a) Expiration

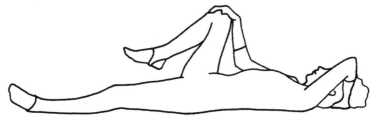

2-4.3 b) Inspiration

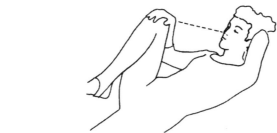

2-4.3 b) Expiration

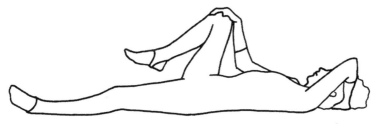

2-4.3 c) Inspiration

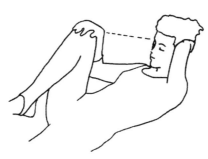

2-4.3 c) Expiration

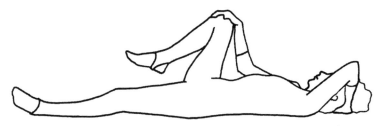

2-4.3 c) Inspiration

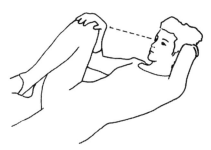

2-4.3 c) Expiration

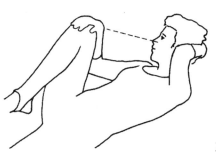

2-4.3 c) Expiration

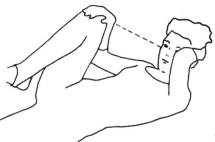

2-4.3 c) Expiration

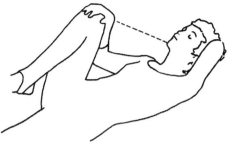

2-4.3 c) Expiration

Position : couchez-vous sur le dos, la jambe droite fléchie, la main gauche en coupole sous la tête, le coude gauche dirigé vers le plafond. Il est très important dans ce mouvement de laisser le visage, les mâchoires et la langue détendus.

Mouvement :
a) Amenez le genou droit sur la poitrine et tenez-le avec la main droite. Inspirez profondément et, en expirant, laissez le bras gauche soulever votre tête en direction du genou droit. Amenez aussi le genou droit en direction de la tête.

b) Revenez en position initiale en inspirant (le genou droit dans la main droite et la tête qui repose dans la main gauche au sol). À l'expiration, recommencez le mouvement, mais, cette fois-ci, en pointant votre nez en direction du genou.

c) Revenez à l'inspiration et, en expirant, pointez les sourcils. Ensuite, pointez le front, les yeux, la joue gauche, la joue droite et le menton. Si nécessaire, reposez-vous entre les différentes phases du mouvement ; prenez votre temps, ce n'est pas une course contre la montre. Lorsque vous avez terminé, revenez au sol et allongez le bras et la jambe droits ; reposez-vous, comparez les deux moitiés de votre visage, vos deux épaules, vos bras et vos jambes. Allez vous voir dans un miroir. Allongez-vous de nouveau sur le sol et recommencez de l'autre côté du corps.

Effets recherchés : travail des vertèbres cervicales, masque de beauté pour le visage, dégagement des muscles du cou, travail des abdominaux, allongement de la nuque et du dos. Aide spécifiquement les cuirasses oculaire, de la gorge et du cou. Unifie les deux pôles inférieur et supérieur. Dégage la confusion intérieure et amène beaucoup de joie. Peut être utilisé comme un antidépresseur.

2-4.4 Mouvement : allongement du dos et des jambes

Outils : un mur, une balle mousse.

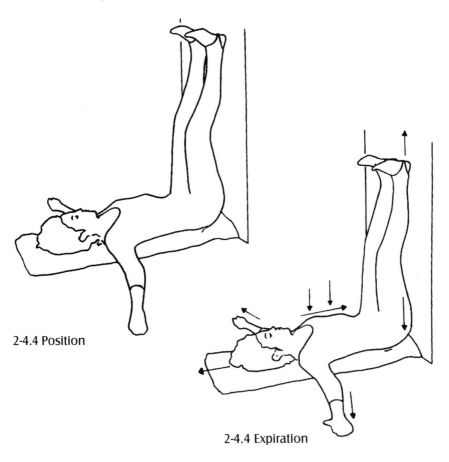

2-4.4 Position

2-4.4 Expiration

Position : couchez-vous sur le dos, les fesses collées à un mur, les jambes reposant à la verticale contre le mur, le dos ancré au sol, une balle mousse sous la tête, si nécessaire ; les bras en croix, les paumes ouvertes.

Mouvement : regardez vos jambes, écartez-les à la largeur de votre bassin. Inspirez en pointant les orteils vers le plafond, expirez en pointant les talons vers le plafond. Lorsque vous pointez les talons, imaginez que vos pieds forment un plateau. Dans cet étirement, attention à vos genoux, ne les mettez pas en hyper-extension, et alignez les genoux avec le deuxième orteil de chaque pied. Relâchez et inspirez puis, à la prochaine expiration, recommencez l'étirement. Recommencez quelques fois en vous concentrant sur la respiration et sur l'étirement de vos jambes ; quand vous aurez fait le mouvement à quelques reprises, étirez aussi les bras et les mains tout en amenant le menton vers la poitrine. Attention : maintenez la tête dans son axe sans rendre le cou rigide ; maintenez les épaules au sol sans rigidité. Tout en étirant les jambes, les bras et la nuque et en collant bien le dos au sol par votre expiration, essayez de garder le reste de votre corps souple.

Remarque : il est tout à fait normal que, dans cet étirement, vous sentiez un engourdissement dans les jambes.

Lorsque vous sentez que c'est assez, ramenez les jambes sur la poitrine, maintenez cette position quelques secondes et respirez normalement. Puis roulez sur le côté pour vous mettre debout. Marchez dans la pièce et observez votre grandeur et votre posture.

Effets recherchés : facilite la station debout, améliore la circulation sanguine dans les jambes et le cerveau, revitalise. Dégage toutes les cuirasses, amène une fluidité dans tous les centres d'énergie. Ce mouvement est aussi un excellent antidépresseur.

Les mouvements d'étirement sont des antidépresseurs ; ils stimulent la circulation énergétique et sanguine au cerveau et rééquilibrent le système neurovégétatif. Cet enchaînement de mouvements dégagera certaines cuirasses d'identification, telle la cuirasse parentale, car il transforme beaucoup le corps. Celui-ci cherche alors à perdre ses fausses identités pour les remplacer par son identité profonde.

Cet enchaînement atteindra également les cuirasses de base, telles la cuirasse du désespoir, car il dirige l'énergie de vie vers la joie et la liberté, et la cuirasse du mal-aimé en facilitant le détachement et la libération de la dépendance. Ces mouvements invitent à l'autonomie. Aucune cuirasse de protection ne résistera aux étirements s'ils sont vécus dans le respect du corps en entier. Il est important d'étirer tout en lâchant prise tout autour de la zone du corps que l'on étire et d'éviter ainsi de se contracter, ce qui risquerait de refermer l'armure que l'on vient d'ouvrir.

3 *Les mouvements* d'unification

*L*es mouvements d'unification sont magnifiques ; très appréciés, ils sont harmonieux, gracieux et élégants. Je les nomme « mouvements d'unification », car ils unissent les différentes parties du corps.

Si vous vous souvenez que le corps est un tout et que chaque partie du corps est enveloppée et reliée par une enveloppe (le fascia) à toutes les autres parties, vous vivrez cette sensation dans les mouvements « croisés ». Comme ces mouvements sont très « unifiants », ils ont un effet psychologique intéressant chez l'individu. Ils harmonisent le conscient et l'inconscient, le rationnel et l'intuition, les polarités contraires, le yin et le yang. Dans ces mouvements, le corps entraîne la personne à vivre un enchaînement d'une région du corps à une autre. L'individu (individu : « Corps organisé vivant d'une existence propre et qui ne saurait être divisé sans être détruit. » *Le Petit Robert*) ne doit pas forcer l'enchaînement ; au contraire, il doit laisser son corps le sentir, le deviner et l'effectuer. Les mouvements d'unification sont une exploration, une recherche, une découverte, une expérience des sens. Comme ces mouvements lient les différentes parties du corps, il en découle une fluidité corporelle, une grande élégance. À vous de les découvrir ! La plupart de ces mouvements ne nécessitent aucun matériel.

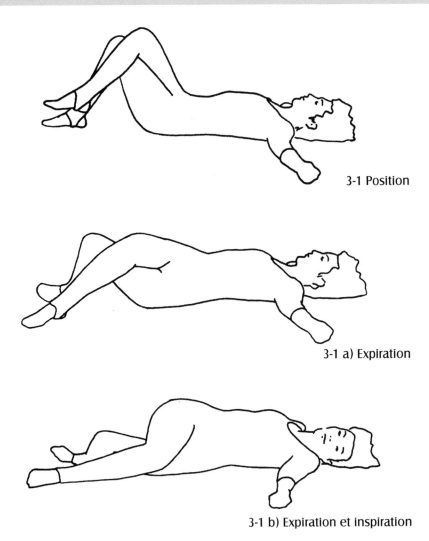

3-1 Position

3-1 a) Expiration

3-1 b) Expiration et inspiration

Position : couchez-vous sur le dos, les jambes fléchies, la jambe droite complètement croisée sur la jambe gauche, cuisse sur cuisse ; les bras sont en croix à la hauteur des épaules, les mains sont ouvertes.

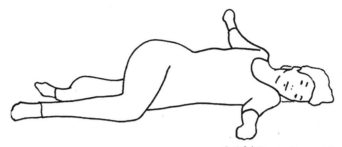

3-1 b) Expiration et inspiration

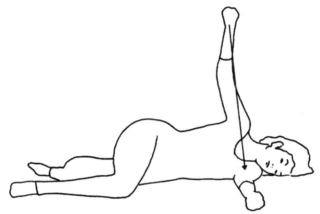

3-1 c) Inspiration et expiration

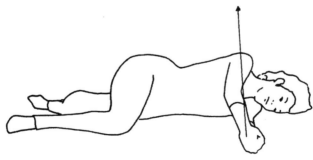

3-1 c) Expiration

Mouvement :

a) Vérifiez bien votre alignement ; inspirez, expirez lentement en laissant vos jambes et votre bassin rouler sur le côté gauche de votre corps. Laissez le reste de votre corps recevoir vos jambes et votre bassin. Inspirez et remontez les jambes, jambes et bassin revenant à la position de départ.

b) Recommencez ; expirez et laissez vos jambes rouler sur le côté gauche et laissez votre bassin suivre ; inspirez en laissant votre tronc suivre, puis votre tête, ensuite votre épaule, et expirez en laissant votre bras droit s'élever vers le plafond et se refermer sur le bras gauche.

c) Même mouvement qu'en b) et en a), à l'inverse : inspirez en remontant le bras droit vers le plafond ; la tête roule aussi pour amener le visage vers le plafond ; le tronc revient et, en expirant, vous laissez le bras droit revenir dans sa position au sol ; le tronc revient à la position de repos et la tête dans son axe ; à la prochaine inspiration, les jambes et le bassin reviennent dans la position de départ.

Replacez-vous dans votre axe et recommencez lentement le mouvement. Inspirez et, à l'expiration, laissez les jambes tomber lentement à gauche ; inspirez et laissez le tronc, la tête, l'épaule et le bras rouler sur le côté gauche, etc. Faites-le plusieurs fois du même côté.

Attention : Laissez le poids de chacun des membres entraîner le mouvement, ne devancez surtout pas le mouvement.

Lorsque vous avez fait le mouvement d'un côté, allongez vos jambes sur le sol, sentez la longueur de vos membres du côté droit par rapport à ceux du côté gauche. Mettez-vous debout et marchez. Regardez-vous dans un miroir s'il le faut. Allongez-vous sur le sol et travaillez l'autre côté, jambe gauche croisée sur la jambe droite, cuisse sur cuisse, etc.

Effets recherchés : étirement des chaînes musculaires (postérieure, latérale et antérieure). Unification des différentes parties du corps. Dégagement des articulations des épaules et des hanches. Dégagement des muscles de la respiration. Dégage les cuirasses thoracique, diaphragmatique et oculaire, du cou et de la gorge. Donne un sens d'unité s'il est pratiqué souvent.

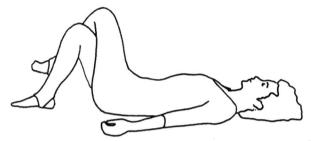

3-2 Position

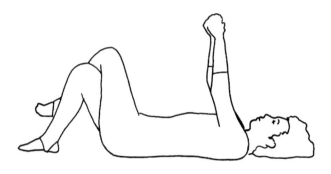

3-2 a)

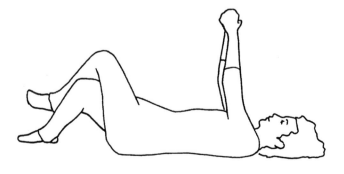

3-2 a)

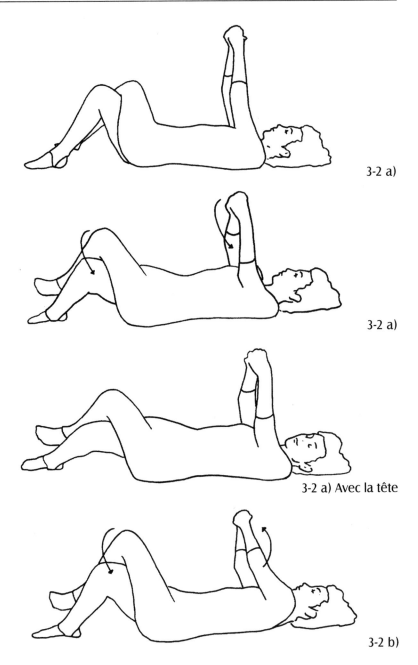

3-2 a)

3-2 a)

3-2 a) Avec la tête

3-2 b)

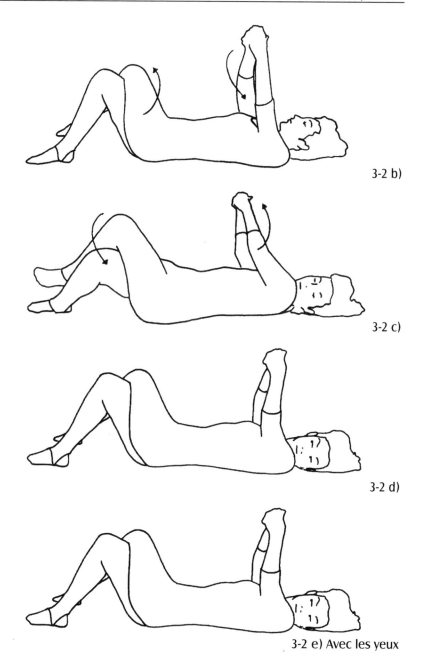

3-2 b)

3-2 c)

3-2 d)

3-2 e) Avec les yeux

Position : couchez-vous sur le dos, les genoux fléchis, la jambe gauche croisée sur la droite, cuisse sur cuisse. Le pied droit est en contact avec le sol.

Mouvement :

a) Amenez vos bras vers le plafond, joignez les mains, les doigts entre-croisés. Vos bras doivent former les côtés d'un triangle et les épaules, la base.

Balancez tranquillement les jambes à droite et à gauche sans que votre pied droit ne perde le contact avec le sol.

Balancez le triangle de vos bras (bras bien droits sur toute leur longueur) lentement dans le même sens que vos jambes. Balancez le triangle de vos bras et laissez la tête suivre le mouvement des bras. Prenez votre temps et respirez à votre rythme. Si vous vous sentez fatigué, cessez le mouvement des bras et des jambes et reposez-vous.

b) Balancez le triangle formé par vos bras dans le sens contraire du mouvement de vos jambes, c'est-à-dire que, si vos jambes se déplacent vers la droite, vous déplacez le triangle formé par vos bras vers la gauche en respirant à votre rythme.

Attention : maintenez la plante de votre pied droit au sol.

c) Tout en faisant **a)** ou **b)**, faites rouler votre tête lentement et suivez le mouvement de vos jambes, c'est-à-dire que, si vos jambes vont à gauche, la tête roule à gauche et le triangle de vos bras se balance à droite.

d) Inversez le mouvement **c)**, c'est-à-dire laissez la tête suivre le triangle formé par vos bras. Si vous êtes fatigué, arrêtez-vous un peu ; si vous voulez aller trop vite, vous risquez de rendre le mouvement mécanique.

e) Reprenez votre position et laissez votre tête rouler, en suivant vos bras ; laissez vos yeux suivre vos jambes et allez dans le sens inverse des mouvements de la tête et des bras. Prenez votre temps et respirez.

f) Lorsque vous jugez que vous en avez assez, arrêtez et allongez vos bras et vos jambes ; fermez les yeux et observez comment l'énergie circule dans votre corps.

g) Recommencez la même chose de l'autre côté en croisant la jambe droite sur la jambe gauche, cuisse sur cuisse, la plante du pied gauche bien en contact avec le sol.

Effets recherchés : coordination motrice, réalignement du corps en entier, développement de l'échange entre les deux hémisphères du cerveau.

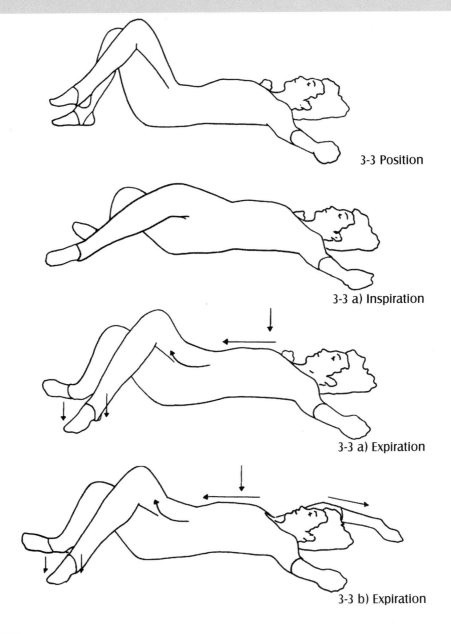

3-3 Position

3-3 a) Inspiration

3-3 a) Expiration

3-3 b) Expiration

Position : couchez-vous sur le dos, les jambes fléchies et les bras en croix. Croisez la jambe droite sur la jambe gauche.

Mouvement :

a) Laissez tomber les jambes vers la gauche jusqu'à ce que le pied droit entre en contact avec le sol. Prenez appui avec le pied droit sur le sol, inspirez et, à l'expiration, en utilisant l'appui du pied droit au sol, ramenez l'os de votre pubis vers le haut, faites basculer votre bassin, relâchez et recommencez. Ramenez vos jambes à la position de départ.

b) Même qu'en **a)** et, en laissant vos jambes tomber vers la gauche, montez le bras droit près de votre oreille ; si l'articulation de l'épaule est trop douloureuse, mettez le bras sur un gros oreiller ; inspirez, expirez, basculez le bassin et laissez votre bras s'étirer vers le mur derrière vous. Relâchez pour inspirer. Recommencez en prenant appui sur votre pied droit, basculez le bassin en expirant et étirez le bras droit ; prenez conscience de l'étirement et prenez le temps d'expirer en profondeur, lentement.

Effets recherchés : libération du tissu conjonctif de l'abdomen, équilibre du diaphragme et des psoas. Contribue à l'unification du bassin, du tronc et des épaules, ce qui a pour effet de donner de la grâce au corps en mouvement.

Outils : deux petites balles mousse.

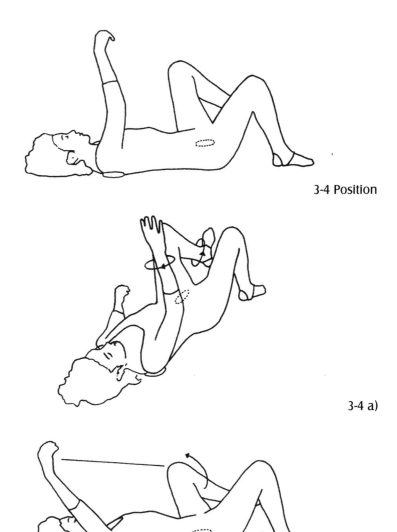

3-4 Position

3-4 a)

3-4 b) Inspiration

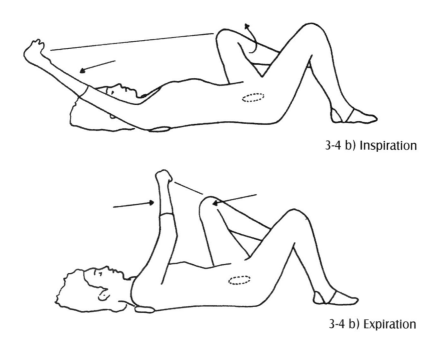

3-4 b) Inspiration

3-4 b) Expiration

Position : couchez-vous sur le dos, les jambes fléchies, une petite balle mousse placée sous le côté externe de la fesse droite et l'autre sous le côté externe de l'épaule gauche. Amenez le genou gauche sur la poitrine et levez le bras droit vers le plafond.

Mouvement :

a) Faites un mouvement circulaire avec le pied gauche et le poignet droit dans l'espace.

b) À partir de la même position de départ, imaginez qu'une bande élastique relie le genou gauche au poignet droit ; en inspirant, étirez la bande élastique en diagonale ; en expirant, ramenez les deux articulations l'une vers l'autre. Recommencez l'étirement de l'élastique en éloignant les deux articulations l'une de l'autre à l'inspiration, toujours dans une ligne diagonale, et en les rapprochant à l'expiration.

Lorsque vous sentez une lourdeur dans les membres, reposez-vous et enlevez les deux balles.

Effets recherchés : libération des compensations du tissu conjonctif qui sont établies en diagonale, libération des articulations des hanches et des épaules ; mouvement facile pour les gens atteints d'arthrite.

Les mouvements d'unification ne sont bénéfiques que si les couches superficielle et intermédiaire sont libérées. Ces mouvements facilitent la libération et avant tout la prise de conscience des cuirasses profondes, comme la cuirasse du désespoir et la cuirasse fondamentale. Ces mouvements nous rapprochent du cœur de notre corps, là où se loge notre véritable identité.

4 *Faire des pieds et des mains...* en se servant de sa tête

Les pieds, les mains et le crâne sont des régions de notre corps aussi importantes que les autres. Souvent elles sont négligées, car elles sont trop éloignées du « centre ». Oui, ces régions sont les extrémités de notre corps, endroits où aboutit l'énergie venant de notre corps pour être dirigée vers l'extérieur : les pieds vers le sol, les mains vers les autres, et le crâne vers le cosmos. Ces régions sont non seulement des émetteurs, mais aussi des capteurs d'énergie. Les pieds nous enracinent et sont aussi la base de l'édifice qu'est notre corps ; les mains donnent et reçoivent. Notre crâne contient un trésor précieux, le cerveau et les glandes maîtresses qui gèrent notre physique et nos émotions. La boîte crânienne est un sanctuaire où reposent le cerveau et ses glandes, les organes de la vision et de l'ouïe et, non loin, ceux de la parole.

Comment aborder les mouvements de cette section ? Ils peuvent être faits les uns à la suite des autres, comme les enchaînements précédents, sauf pour les mouvements des yeux qui peuvent être pratiqués séparément. Vous pouvez introduire un de ces mouvements dans chacun des enchaînements des mouvements d'ouverture, d'étirement et d'unification ; de préférence, mettez les mouvements des pieds au début d'un enchaînement, les mouvements des mains, au milieu de l'enchaînement, et les mouvements pour le crâne, les yeux et le visage, à la fin des enchaînements.

1er mouvement : jeu de pieds

Outils : deux balles de tennis ou deux petites balles mousse.

Position : debout, pieds parallèles, écartés à la largeur du bassin, deux balles de tennis devant vous. Tenez-vous près d'un mur.

Mouvement : vous montez sur les balles et vous mettez ces balles sous vos talons ; appuyez-vous au mur et reculez en faisant rouler les balles sous la plante des pieds. Les balles vont ainsi passer sous l'articulation du talon, sous l'arche du pied et sous les orteils. Vous reculez et les balles « avancent » sous vos pieds. N'oubliez pas de respirer ! Évitez de trop creuser la nuque et le bas du dos ; et si cela fait mal… criez ! Si cela vous fait rire… riez ! Prenez votre temps et piétinez les balles ; si ce mouvement est douloureux, utilisez les balles mousse.

Effets recherchés : libération de l'énergie contenue dans les pieds ; meilleure circulation sanguine ; détente des orteils et de la voûte plantaire ; enracinement du corps au sol.

2e mouvement : jeu d'orteils

Outils : quatre petites balles mousse.

Position : couchez-vous sur le dos et placez une petite balle mousse sous la tête ; allongez les jambes et placez une petite balle mousse sous le creux de chaque genou ainsi qu'une balle mousse sous le sacrum (os large terminant avec le coccyx la colonne vertébrale). Pointez les talons, les jambes en extension, et orientez les orteils vers le plafond.

Mouvement : faites bouger vos orteils en les fléchissant, puis en les allongeant vers le plafond. Un pied à la fois, puis les deux ensemble, puis alternez.

Effets recherchés: assouplissement des orteils; circulation sanguine dans les pieds, les genoux et le bassin; allongement de la chaîne musculaire postérieure des jambes et meilleur étalement (déroulement) du pied dans la marche.

3ᵉ mouvement: les orteils en éventail

Outils: deux petites balles mousse, un mur.

Position: asseyez-vous et appuyez votre dos au mur; mettez une petite balle mousse sous le creux du genou de la jambe dont le pied travaille.

Mouvement: pointez le talon de façon à mettre la jambe en extension; les orteils vont vers le plafond. Écartez les orteils dans cette position. Attention! Je dis bien « écartez » les orteils et non pas « fléchissez-les » ou « amenez-les vers vous ». Éloignez-les les uns des autres. Relâchez et recommencez; massez-les en les écartant, et recommencez. Faites le mouvement avec l'autre pied aussi, puis les deux ensemble. Ne vous découragez pas; vous y arriverez à force de les masser et de tenter de les écarter.

Effets recherchés: meilleure station debout et meilleur équilibre. Rééquilibrage des muscles abducteurs et adducteurs de la cuisse, c'est-à-dire des muscles externes et internes de la cuisse.

4ᵉ mouvement: jeu de levier avec les orteils

Outils: petites balles mousse, un mur.

Position: asseyez-vous, le dos contre un mur; fléchissez la jambe droite et mettez la balle mousse dans le pli du genou droit; la plante du pied droit est au sol.

Mouvement:
a) Soulevez le gros orteil du pied droit du sol et enracinez les quatre autres dans le sol. Reposez le gros orteil et recommencez.

b) Ancrez le gros orteil et soulevez les quatre autres. Reposez les quatre orteils et recommencez. Si cela est difficile, aidez-vous de vos mains pour commencer. Attention à votre respiration, à la tension de vos mâchoires et à votre degré de frustration et d'impatience ! Prenez votre temps.

c) Allongez votre jambe, enlevez la balle mousse et comparez vos deux jambes. Levez-vous et comparez la façon dont votre pied droit repose au sol, puis marchez et comparez les deux côtés en marchant.

d) Travaillez l'autre pied.

Effets recherchés : rééquilibrage de l'arche interne et de l'arche externe du pied, meilleur étalement du pied dans la marche, activation et libération du tissu conjonctif à l'arrière du genou, irrigation du genou.

1er mouvement : jeu de mains

Outil : petite balle dure.

Position : main sur une table, l'avant-bras doit être appuyé sur la table, du coude à la main ; la paume de la main aussi est appuyée sur la table.

Mouvement :

a) Massez votre main avec une balle dure. Laissez l'avant-bras relâché, massez partout, y compris sous la paume de la main et sous les doigts ; relâchez, mettez-vous debout et comparez la longueur de votre bras droit à celle du gauche.

b) Massez l'avant-bras jusqu'au coude tout en gardant la main et les doigts relâchés et parallèles à la table ; massez jusqu'au coude, relâchez et comparez ce que vous ressentez dans les deux bras et les deux mains.

Effets recherchés : irrigation de la main et du bras, détente des épaules, de la nuque et du cou.

2e mouvement : jeu de levier avec les doigts

Outil : aucun.

Position : paume d'une main sur une table, coude appuyé confortablement, dos droit. La table doit être à une hauteur qui permette à votre dos d'être droit et à l'avant-bras d'être appuyé sur la table.

Mouvement :

a) Tout en gardant le coude, l'avant-bras et la paume de la main sur la table, levez le petit doigt et maintenez les autres doigts en contact avec la table. Prenez garde de ne pas contracter l'épaule et le bras. Respirez et essayez de maintenir l'épaule et le bras détendus.

b) Maintenez la main bien à plat et soulevez un doigt à la fois tout en maintenant les autres en contact avec la table. Reposez les doigts et massez-les, puis recommencez.

c) Maintenez le petit doigt sur la table et soulevez les quatre autres doigts tout en gardant le poignet ainsi que la paume de votre main sur la table.

d) Maintenez le pouce sur la table et soulevez les quatre autres doigts.

e) Maintenez le pouce et l'index sur la table, puis soulevez les trois autres doigts.

f) Maintenez le pouce, l'index et le majeur sur la table, puis soulevez les deux autres doigts.

g) Maintenez l'avant-bras et le poignet sur la table et fléchissez la main de façon à amener les doigts à pointer vers le haut. La main forme un angle de 90° avec le poignet. Attention, il ne faut pas contracter l'épaule.

Effets recherchés : libération des articulations de la main, du poignet et des doigts. Il s'agit d'un excellent exercice pour les pianistes ; il développe la dextérité et permet de relâcher les muscles de l'épaule, du bras et du cou.

1er mouvement: massage du crâne

Outils: bâton recouvert de mousse et deux petites balles mousse.

Position: couchez-vous sur le dos, le bâton mousse placé sous le crâne, perpendiculairement à l'axe tête-pieds (à la hauteur des oreilles); fermez les yeux. Il faut que la tête et le cou soient à l'aise dans cette position. Fléchissez les genoux, les pieds reposant sur le sol et aussi sur les deux petites balles mousse placées sous l'arche des pieds. Relâchez les mâchoires, les joues et la langue; relâchez les muscles à l'intérieur des jambes, ainsi que les muscles de votre sexe et de votre anus; respirez par la bouche.

Mouvement:
a) Laissez la tête tourner de gauche à droite en respirant; relâchez le visage, les épaules et la nuque; faites ce mouvement plusieurs fois. Laissez votre crâne se faire masser par le bâton; faites ce mouvement à votre rythme, devenez conscient de votre rythme, puis ralentissez le mouvement, comme si vous étiez dans un film au ralenti.

b) Montez le bâton un peu plus haut sous la tête et laissez encore la tête tourner de gauche à droite, lentement, à votre rythme, et respirez.

c) Déplacez encore le bâton en cherchant à aller masser différentes régions du crâne non encore massées. Attention! relâchez les mâchoires, les yeux et les joues.

Effets recherchés: libération des os du crâne et des muscles qui s'y attachent; relâchement des yeux, de la nuque et de la mâchoire; irrigation du crâne et dégagement de la respiration thoracique, du bassin et du crâne. Facilite la libération des cuirasses oculaire, orale et du cou.

2e mouvement : travail des yeux

Outils : bâton recouvert de mousse, petites balles mousse.

Position : la même que dans le mouvement précédent, sauf que les yeux sont ouverts.

Mouvement : je vous conseille d'aborder ce mouvement par étapes et avec prudence. Vivez une étape à la fois et attendez quelques jours avant d'aborder la suivante. Il se peut que ce mouvement provoque des réactions physiologiques telles que bouffées de chaleur, sensation de froid, tremblements des muscles du visage et maux de cœur ou nausées, car dans la cuirasse oculaire se trouvent bien des souvenirs et des émotions enfouis là depuis la naissance. Toutefois, la dissolution de cette cuirasse libère de bien des peurs et des sentiments d'oppression. Il s'ensuit un sentiment de liberté et d'ouverture à la vie et au monde extérieur.

a) Tournez la tête vers la gauche, laissez vos yeux regarder dans le sens opposé, soit à droite, et lorsque la tête tourne vers la droite, laissez vos yeux regarder à gauche. Prenez votre temps. Comment respirez-vous ? Qu'arrive-t-il à vos mâchoires ?

b) Enlevez le bâton et maintenez la tête dans son axe sans qu'elle bouge. Observez où se pose votre regard au plafond au-dessus de vous. Laissez maintenant vos yeux regarder vos pieds sans bouger la tête ; respirez par la bouche tout en faisant ce mouvement. Ramenez les yeux à la position de départ, puis regardez derrière vous. Revenez à la position de départ et recommencez ; laissez les yeux regarder vers les pieds, puis vers l'arrière. Lorsque vous jugez que c'est assez, fermez les yeux et battez des paupières énergiquement. Il se peut que vous sentiez des tiraillements dans la nuque pendant ce travail. Oui, les yeux sont reliés au cou !

c) Ce mouvement se fait aussi sans le bâton. Les yeux fixent un point au plafond au-dessus de vous. Laissez la tête bouger vers le bas, puis vers le haut, lentement, les yeux fixés sur le même point. Respirez. Faites ce mouvement plusieurs fois, lentement, puis laissez reposer les yeux et battez des paupières.

d) Faites le même mouvement, mais cette fois-ci en tournant la tête de gauche à droite. Maintenez votre regard au plafond. Faites cela pendant quelques minutes, puis reposez-vous en fermant les yeux. Allongez les jambes et laissez-vous aller à la détente.

Effets recherchés : amélioration de la vue, détente profonde du visage, de la nuque et, par le fait même, irrigation du crâne, nettoyage de certains organes internes tels que le foie. Contribue à la libération de la cuirasse oculaire.

3e mouvement : les masques qui tombent

Outil : grosse balle mousse.

Position : couchez-vous sur le dos et placez la grosse balle mousse sous le crâne.

Mouvement :
a) Faites des grimaces et tentez de faire bouger tout votre visage : par exemple, commencez par le front, puis les yeux, les joues, les lèvres, le menton, la langue, les narines et même les oreilles. Vous pouvez émettre des sons. Arrêtez quelques secondes, puis recommencez.

b) Mêmes grimaces et, pendant ce défoulement, bougez les doigts des mains et des pieds. Faites cela quelques minutes, puis arrêtez tout et ne bougez plus. Reposez-vous et recommencez de plus belle.

Effets recherchés : amélioration de la circulation dans tout le corps ; libération du trop-plein d'énergie.

5 *La MLC*©

et le sport

*B*eaucoup de gens qui pratiquent la MLC© s'adonnent aussi au sport ; c'est pour répondre à leur demande que j'ai conçu cette section sur les mouvements qui peuvent être effectués avant et après la pratique d'un sport. Après avoir vécu les mouvements de libération des cuirasses et les avoir introduits dans leur vie de tous les jours, mes clients me disent vivre le sport d'une façon différente. Il est vrai que plus un corps retrouve son alignement, moins il a à se battre contre l'attraction terrestre ; de plus, tous les mouvements qui ne s'éloignent pas trop des axes du corps deviennent moins exigeants. Par contre, malheureusement, tout sport contracte la chaîne musculaire postérieure, bloque le diaphragme et rigidifie le bassin. Comment maintenir un équilibre, me direz-vous ? Très difficile, pour ne pas dire impossible. Comme je l'ai déjà expliqué, vous êtes cuirassé premièrement parce que vous marchez sur vos deux pieds au lieu de marcher à quatre pattes ; donc, vous vous débattez contre l'attraction terrestre. Vous êtes cuirassé parce que votre corps a une mémoire ; vous y avez inscrit des paroles, des mots, des émotions, des gestes, etc. Vous êtes cuirassé parce que vous avez peut-être eu à développer une personnalité éloignée de qui vous êtes vraiment, comme un masque que vous portez, et votre corps exprime cela. Vous êtes cuirassé, parce que vous êtes tout simplement un être humain ayant une histoire, et que votre corps est ce livre contenant l'histoire, les cuirasses en étant les chapitres. Quand on commence à faire du sport, on ajoute à ces diverses cuirasses une « cuirasse sportive ». Celle-ci peut avoir beaucoup de sources : l'expression d'une compulsion, le besoin de se défouler, la rage de vivre, le désir d'être dur, le goût de se faire mal, la recherche de la santé et de la forme… Certains vont jusqu'à l'épuisement physique pour ne plus penser, tout oublier et faire le vide. Illusion ! car on ne peut oublier ; si on cherche à oublier, c'est que l'on a des problèmes et des difficultés, et même si on réussit à les mettre de côté quelque temps, ils ne tardent pas à revenir. Je propose aux sportifs compulsifs la méditation assise sur une chaise droite, la relaxation, et même toute psycho-technique qui permette un état altéré de conscience sans détruire le corps, créant une distance avec les difficultés ou les problèmes, et amenant, par l'intermédiaire de l'hémisphère droit du cerveau, des solutions. Il est vrai que, dans certains sports aérobiques, cet état altéré est créé par la décharge d'endorphines, mais quel prix le corps paie-t-il pour y arriver ? Et surtout quel prix l'individu paie-t-il lorsque, à cause d'une blessure, il ne peut plus pratiquer son sport et que la dépression s'installe ? L'individu se retrouve non seulement avec un sentiment de dépression, mais, en plus, avec un corps blessé.

La « cuirasse sportive » peut aussi être reliée au désir de suivre la mode sportive. Il y a quelques années, le jogging était à la mode ; bandeau dans les cheveux et tenue de circonstance, beaucoup d'individus cherchaient à imiter le corps « jogging ». Puis vint la mode du tennis, avec Agassi comme modèle. Est arrivée ensuite la mode du culturisme, et le corps Fonda et compagnie devint le modèle à imiter ; puis il y a eu les arts martiaux, et le corps Karaté Kid devint un autre modèle. Maintenant, le corps cycliste est à la mode, y compris les vêtements cyclistes de toutes les couleurs, et les gens passent d'une « cuirasse sportive » à une autre, essayant de nouvelles peaux et vérifiant si la dernière correspond bien à l'image à la mode.

Si je suggère de pratiquer chaque jour le sport et la marche, ce n'est pas comme exutoire de compulsions ni comme poursuite d'une mode, mais plutôt comme pratique agréable et source de détente. Quand je suggère la marche, il s'agit de la marche sans « échasses », c'est-à-dire avec un soulier plat à semelle souple qui permet à la voûte plantaire de remplir sa fonction et qui libère la cheville ; la marche où les épaules sont dégagées de tout poids. La marche libre, quoi !

Aux gens qui pratiquent déjà la MLC© et qui s'adonnent à un sport par plaisir et non par compulsion, je propose des mouvements qui, je l'espère, les aideront à vivre le sport avec plus d'harmonie. Certains mouvements d'étirement et d'ouverture servent à préparer les différentes régions musculaires et articulaires qui sont sollicitées dans tel ou tel sport. Ainsi, vous entreprendrez la pratique du sport avec un corps moins cuirassé et vous pourrez éviter les blessures. Des mouvements d'étirement ou d'unification aideront le corps, après l'exercice du sport, à retrouver l'équilibre par la libération des articulations qui ont été forcées pendant l'entraînement. Je vous propose ici des regroupements de mouvements qui faciliteront la pratique de différents sports : la natation, le tennis, la course à pied, la bicyclette, le golf, le ski de fond et le ski alpin. Notons qu'il existe beaucoup d'autres mouvements, peut-être plus appropriés que ceux qui sont proposés et qui peuvent faciliter la pratique des sports mentionnés plus haut ; mais ces mouvements plus difficiles à réaliser doivent être faits sous la supervision d'un thérapeute ou d'un intervenant. Les sportifs pratiquant déjà cette méthode devraient poursuivre leur recherche à l'intérieur des séances, guidés par un praticien. Si vous faites partie des sportifs qui n'ont jamais pratiqué cette approche, vous serez tenté de prendre ces mouvements comme des exercices mécaniques de réchauffement ; vous risquez alors de passer à côté de l'essence et de la vision globale de cette approche, et surtout à côté de vos cuirasses, de votre structure et de vous-même. Peut-être pourriez-vous diminuer le temps consacré à la pratique de votre sport et y intégrer les mouvements suggérés dans ce livre ou, mieux encore, vous inscrire à une séance individuelle ou de groupe de MLC©.

Natation

Brasse
Les mouvements préparatoires à la brasse ont pour but d'allonger les muscles des jambes et du dos en les étirant.
Voici ces mouvements : 2-2.1 et 2-4.2.

Les mouvements d'harmonisation à effectuer après la pratique de la brasse ont pour but de dénouer les pieds, d'allonger les muscles à

l'intérieur des cuisses et du dos, deux régions qui ont pu être contrac-
tées lors des mouvements de jambes répétitifs, et d'étirer la nuque.

Voici ces mouvements : 2-3.5 a), b) / 2-4.3 a), b), c), d) / 1-1.4 et
1er mouvement des pieds.

Crawl

Les mouvements préparatoires au crawl ont pour but de délier les muscles des bras, les muscles recouvrant la tête de l'épaule, les muscles du
cou et ceux de la région entre les deux omoplates.

Voici ces mouvements : 1-3.1 a), b) / 2-1.3 a), b), c) / 2-4.2 a), b),
c).

Les mouvements d'harmonisation à effectuer après le crawl ont
pour but de délier les pieds, les chevilles, les muscles du dos et du bassin, ceux du devant des cuisses et de la nuque.

Voici ces mouvements : 1-3.2 / 2-2.2 / 1-1.4 et 1er mouvement des
pieds.

Tennis

Les mouvements préparatoires au tennis ont pour but de dénouer les
articulations des chevilles, des genoux, des hanches, du bassin, des
épaules, des bras et le dos dans son ensemble.

Voici ces mouvements : 1-3.1 a), b) et 2-2.1 a), b).

Les mouvements d'harmonisation à effectuer après le jeu ont pour
but de délier les pieds, la colonne vertébrale et le dos. Vous trouverez
des mouvements d'unification qui permettront au côté droit du corps
de retrouver son équilibre par rapport au côté gauche ; ces mouvements
dits « d'unification » réunifient le côté plus utilisé par rapport à l'autre
et défont les torsions du tronc créées par la pratique de ce sport.

Voici ces mouvements : 1-3.2 et 3-1 a), b), c) et 1er mouvement
des pieds.

Course à pied

Les mouvements préparatoires à la course à pied ont pour but de libérer les muscles du dos, des pieds et des jambes.

Voici ces mouvements : 2-4.1 a), b), c), d) important, 2-4.4 et 2e et 4e mouvements des pieds.

Les mouvements d'harmonisation à effectuer après ce sport ont pour but de libérer les muscles du dos, des fesses, le bassin, la région entre les deux omoplates et les épaules ainsi que les muscles avant et arrière des cuisses, et les pieds.

Voici ces mouvements : 1-2.1 a), b), c), d) / 2-3.1 / 2-2.2 / 2-4.2 a), b), c).

Bicyclette

Les mouvements préparatoires à la bicyclette ont pour but d'allonger, en étirant la chaîne musculaire postérieure, les muscles du dos, des bras, des jambes, ainsi que de libérer les chevilles et les pieds.

Voici ces mouvements : 1-3.1 a), b) / 1-3.2 / 2-2.1 / 2-2.2 et 1er mouvement des pieds.

Les mouvements d'harmonisation à effectuer après ce sport auront pour effet de rééquilibrer la structure en libérant les pieds, le bassin, le dos, les muscles entre les omoplates, les épaules, le cou et les jambes.

Voici ces mouvements : 2-1.3 a), b), c) / 2-3.1 / 2-4.2 a), b), c) / 2-2.2 / 2-4.1 a), b), c), d) et 4e mouvement des pieds.

Golf

Les mouvements préparatoires au golf ont pour but de libérer les muscles superficiels et profonds du dos, du bassin, de la région entre les deux omoplates et des jambes.

Voici ces mouvements : 2-4.1 a), b), c), d) / 2-1.2 a) / 2-3.4 a), b).

Les mouvements d'harmonisation à effectuer après ce sport ont pour but de libérer le bassin, le dos, les hanches, les chevilles et les muscles des cuisses, des genoux et des pieds.

Voici ces mouvements : 2-3.1 a), b) / 3-1 a), b), c) / 3-4. a), b) / 1-4.1 a), b).

Ski de fond

Les mouvements préparatoires à la pratique du ski de fond ont pour but de libérer l'articulation des hanches en dénouant les muscles à l'intérieur des cuisses, d'étirer les muscles à l'arrière des jambes et les muscles du devant des jambes, puis d'allonger toute la chaîne musculaire postérieure, du crâne aux orteils.

Voici ces mouvements : 1-2.1 a), b), c), d) / 2-2.1 a), b) / 2-2.2 / 2-4.4.

Les mouvements d'harmonisation à effectuer après la pratique du ski de fond ont pour but de libérer les pieds et le bassin de leurs tensions ainsi que les muscles à l'intérieur des cuisses et d'allonger les muscles du cou et du dos.

Voici ces mouvements : 2-3.3 a), b) / 2-3.4 a), b) / 2-4.1 a), b), c), d) et 1er mouvement des pieds.

Ski alpin

Les mouvements préparatoires au ski alpin ont pour but de libérer les genoux, d'allonger les muscles à l'intérieur des cuisses, d'étirer les jambes et de stimuler la colonne vertébrale et les muscles profonds du dos.

Voici ces mouvements : 1-3.2 / 1-4.1 a), b) / 1-2.1 a), b), c), d) / 2-2.1 a), b).

Les mouvements d'harmonisation à effectuer après ce sport ont pour but de libérer le tronc de ses torsions, de libérer les genoux et de détendre les ligaments situés à l'arrière du genou, d'allonger les muscles du devant des cuisses et les muscles à l'intérieur des cuisses.

Voici ces mouvements : 3-1 a), b), c) / 1-4.1 a), b) / 2-2.2 / 2-3.5 a), b).

Conclusion

La méthode de libération des cuirasses MLC© est une façon particulière d'aborder le corps par le mouvement en vue d'un mieux-être et d'un mieux-vivre. Cette approche du corps qui est à la fois douce et profonde vous guide dans une naissance à votre corps et par le fait même à vous-même. Elle respecte totalement l'individualité de chaque personne, ce qui fait qu'elle est unique. Dans cette approche, les mouvements sont simples et vous amènent graduellement à une découverte profonde de vous-même, à une prise de conscience de qui vous êtes et à une rencontre intime avec votre corps. Par ces mouvements, vous découvrirez de nouvelles perceptions, vous ressentirez votre corps de façon plus entière, plus unifiée. Vous comprendrez petit à petit que votre corps est un tout où chaque élément fait partie d'une chaîne qui part du petit orteil et qui se termine à la racine des cheveux. Cette sensation d'intégrité vécue dans le corps se propage doucement aussi à votre vie émotive et à votre esprit. Alors que la gymnastique propose une discipline ardue qui débouche sur une harmonie et un équilibre purement formels du mouvement sans aller plus en profondeur, la MLC© vise, quant à elle, au-delà de la douceur et de la fluidité du mouvement, qui ne sont que ses outils et ses moyens, l'harmonie profonde, intériorisée, de tout l'être.

Souvent, on me demande : « Est-ce que cette méthode est bonne pour moi ? » Cette rencontre intime avec son corps est bonne pour tout le monde ; personne n'a intérêt à ne pas se rencontrer. Il n'y a aucun corps trop cuirassé ni aucune maladie mentale ou physique qui n'en bénéficierait. Mieux connaître son corps et mieux se connaître s'avère une aventure enrichissante, quelquefois douloureuse dans sa libération, mais amusante aussi ; cela demande du courage, de l'autodiscipline et beaucoup d'amour de soi-même. Cette rencontre intime du corps provoque un meilleur enracinement qui vous ramène dans ce qui est, c'est-à-dire dans votre corps avec ses grandeurs et ses limites, et non dans l'illusion, le masque de ce que vous croyez être, de qui vous souhaitez ou pensez être.

Bibliographie

BERTHERAT, Thérèse. *Le corps a ses raisons,* Paris, Seuil, 1976.

CALAIS-GERMAIN, Blandine. *Anatomie pour le mouvement,* Paris, 1985.

CLEMENTE, Carmini. *Anatomy, A Regional Atlas of Human Body,* Baltimore-Munich, 1981.

FEITIS, Rosemary. *Ida Rolf Talks about Rolfing and Physical Reality,* New York, Harper and Row, 1978.

JOHNSON, Don. *Le rolfing,* Paris, Retz, 1981.

JOHNSON, Don. *The Protein Body,* New York, Harper and Row, 1977.

JUNG, C. G.. *L'âme et la vie,* Paris, Buchet/Chastel, 1963.

LABONTÉ, Marie Lise. *Au cœur de notre corps,* Montréal, Éditions de l'Homme, 2000.

LEE, Jennette. *This Magic Body,* New York, Viking Press, 1946.

MANN, W. Edward. *Orgone, Reich and Eros,* New York, Simon & Schuster, 1973.

REICH, Wilhelm. *L'analyse caractérielle,* Paris, Petite Bibliothèque Payot, 1971.

ROLF, Ida. *Rolfing,* New York, Harper and Row, 1978.

SOUCHARD, Ph.-E.. *Méthode Mézières,* Paris, Maloine, 1992 (dernière édition).

Pour de plus amples informations sur la Méthode MLC©
(méthode de libération des cuirasses)

La méthode que je préconise se pratique en séminaires intensifs, en séances de groupe hebdomadaires ou en séances individuelles.

Il existe aussi une formation professionnelle en méthode de libération des cuirasses MLC©. Au cours de cette formation, le participant est invité à vivre une thérapie profonde de libération des cuirasses pour pouvoir par la suite transmettre cet outil aux autres.

L'enseignement que j'y prodigue est basé sur quinze ans de travail en médecine psychosomatique et sur dix ans de travail en médecine énergétique. Mon processus d'autoguérison m'a permis de m'ouvrir à l'amour de moi-même et des autres et au très grand respect de l'être dans sa globalité.

Si vous désirez avoir plus d'informations sur cette méthode, vous trouverez mes coordonnées ci-dessous:

Au Canada:
Productions Marie Lise Labonté inc.
C. P. 1487, Succ. Desjardins
Montréal (Québec)
H5B 1H3

Téléphone: (514) 990-1597
Télécopieur: (514) 286-0216

En Europe:
Gestion T.M.L.
Boîte postale 8
20144 Sainte-Lucie de Porto Vecchio
FRANCE

Téléphone: (33) 06 24 12 31 36
Télécopieur: (33) 04 72 75 00 85

courriel: info@marieliselabonte.com
site internet: www.marieliselabonte.com

Où se procurer le matériel?

On peut se procurer les balles mousse dans les boutiques de jouets.

Les balles de tennis doivent être de préférence usagées, sinon elles sont trop dures pour le corps et sa musculature. Vous pouvez acheter des balles de tennis de moindre qualité, elles se ramolliront rapidement.

Le bâton recouvert de mousse est un goujon de bois de 1 ½ cm (environ ½ po) recouvert d'un matériel à tuyauterie. Vous pouvez trouver le bâton et son recouvrement dans les quincailleries.

Table des matières

Avertissement

Les systèmes vidéographiques sont différents en Europe et en Amérique du Nord. Le système américain s'appelle ntsc et le système européen s'appelle pal. Les lecteurs DVD conventionnels ne lisent en général qu'un des deux systèmes. Le DVD inclus dans ce livre est un DVD10, c'est-à-dire que les deux faces du DVD contiennent des informations. L'une des faces a été gravée selon les normes du système ntsc pour les Nord-Américains ; l'autre a été gravée selon les normes du système pal pour les Européens. Si, une fois le DVD inséré dans votre lecteur DVD, le menu ne s'affiche pas sur votre écran, éjectez le DVD et tournez-le.

Achevé d'imprimer au Canada en août 2004
sur les presses des Imprimeries Transcontinental Inc.